图解服务的细节
058

良医となるための100の道標

良医有道

成为好医生的100个指路牌

[日] 西野德之 著
余湘萍 译

人民东方出版传媒
People's Oriental Publishing & Media
東方出版社
The Oriental Press

目录

指导医生与实习医生之间的关系

语言的力量

从医者的心得

医生和患者之间的羁绊

医疗行为

实习医生应具备的素质

面对死亡时医生的目光

这也是学习

指导医生的人生箴言

医疗中的惯例和常识

指导医生的背影

医院

医疗存在的问题点

与其他业种的接触

地方医疗的妙趣

学生时代的回忆

前言

平心而论，当一名医生真的十分辛苦。因为工作对象是病人，而病人无法等待。医生经常会在半夜或休息日被叫去加班。时间紧，任务重，责任大，这些都是其他工作无法相提并论的。当然，这也是医生这份职业的宿命。

仅凭聪明的头脑，仅凭高昂的斗志，是无法成为一名良医的。医学的发展可谓日新月异。学生时代所学的知识，一下子就落伍了。想要成为一名优秀的医生，必须每天坚持学习，磨炼精湛的医术。

医生在诊断的过程中，必须富于创造力和想象力，以极具变通性的仁厚之心来对待患者。这样，当患者痊愈或露出笑容时，医生才能够体会到无尽的喜悦。就算没有得到病人的感谢，这些成功的经验也会化为成长的精神食粮，让医生变得更加自信。

为此，医生在治病时必须时刻坦诚地对待患者。这句话听起来容易，实践起来却出乎意料地难。通过挑战困难，我们会发现自己在知识、技术等方面的不足，能进一步认清自己应该努力的方向。

医生的工作十分繁忙，有时会感到身心俱疲。不过，困难重重也并不全是坏事，作为医生成长的速度会因治愈患者的努力程度不同而各不相同。在接诊时不让患者觉察出自己的疲惫，这正是作为医生的专业精神所在。

迄今为止，作者在名为“医道”的博客上，一直面向实习医生讲述自己作为医生的心路历程，以期可以弥补现在实习医生教育课程中的不足。

对于踏入掺杂着不安、焦躁和产生种种纠葛的医疗场所的年轻实习医生们来说，一定会对如何当好“医生”产生困惑，进而陷入沉思。这不是一个能够简单得出结论的问题，希望本书中的话语或词汇能成为解开您心中疑惑的重要提示。

“培养作为一名医生的医德。”作为医学教育理念耳熟能详的这句话，相信各位在大学的医学教育中已经见到过了。但是，“培养”和“被培养”都并非易事，因为没人能给出具体的培养方法。本书想传达的正是如何“培养”年轻医生这件事。

笔者不仅想把自己从很多前辈或病人那里学到的东西告诉与笔者直接相关的实习医生，也想分享给诸多迷茫的年轻医生。基于此种思量，笔者决定将自己的实践经验记录下来，整理成这本《良医有道：成为好医生的 100 个指路牌》。为了将刚走上工作岗位的“实习医生”培养成经验丰富的“临床医生”，本书运用第一人称，时而风趣幽默、时而略带哀愁地向读者展示了用滚滚热情指导实习医生的真实情况，同时，也介绍了 100 个

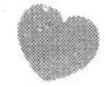

具有代表性的事例。

当然，这不是一本标准的教科书。将本书作为反面教材也无妨。现实中最重要的事情就隐藏在平常日复一日的“普通”工作中。作为一名合格的医生不应该无所事事空虚度日，要放下脚步真诚面对患者。

现在的年轻人大都精通于世故，凡事喜欢息事宁人，追求一团和气。笔者倒想鼓起勇气，与各位推心置腹地交谈一番。这不仅是为了患者，更是为了各位实习医生。

“全体集合”（序）

早上好！

“老师早上好。”

啊？声音太小听不见。再来一回。

“老师早上好！”

好的。大清早开始声音就无精打采的，这样怎么能干好一天的工作呢！

我是各位的指导医生西野，请多关照！

作为医生，鼓励患者也是我们的分内工作。就算是刚值完夜班，就算是通宵熬夜，第二天也必须精神饱满地投入工作。当然，工作中不允许出现任何失误。工作八小时后，要值夜班到次日清晨，第二天再继续工作。若算上值夜班，医生会经常出现连续工作 36 个小时的情况。劳动基准法并不适用于医生这一职业。

原则上，值夜班的工作是以能够在某种程度上得到休息的前提下进行的，至于忙到完全无法休息的夜班，正确的做法是“第二天必须休息”。医生若就工作量向劳动基准监督署提出质疑的话，会有检查组介入并督促医院整改，但实际上，几乎没有医生这么做。原因很简单，如果自己休假，就会给其他医生增加负担，这种负担转一圈还是会落到自己身上。这也说明医院都面临着同样的问题，那就是医生人手不足。

接下来，我们站在患者的立场考虑一下。没有患者愿意让打着哈欠、睡眼惺忪、倦容满面的医生给自己看病吧？你们昨晚也没有值夜班吧？既然如此，从早上开始请都打起精神来！

对了，你们知道“接受医生的诊疗”用英语怎么说吗？

“不知道……”

英语是I see a doctor。

也就是说，医生是被病人“审视”的。

为了做到任何时候、任何地点、任何角度都能够被无懈可击地“审视”，请各位注意自己的衣着打扮、言行举止！

在我们医院，入职以后的医生都要进行下面的宣誓：

“医生作为医务工作者的注意事项”

其一，我们医生要具有高度的使命感和奉献精神，努力做到医者之楷模，得到患者的信任与尊重。

其二，我们医生面对患者及非医务工作者，不能傲慢无礼，要以诚相待。

其三，我们医生在发挥统率力的同时，要重视团队协作，推进团队医疗工作。

其四，我们医生不能疏于知识和技能的学习，要积极参加

学术会议和论文投稿，努力得到专家团队的认可。

其五，我们医生必须遵守“报告·联络·商量·确认·迅速·执行”的规则，努力防止医疗事故的发生。

其六，我们医生在对患者及其家属进行病情、疗法、检查内容的说明时，必须努力让对方正确理解，并取得认可和同意。

作为一名医务工作者，我宣誓会做到上述注意事项。

从现在开始，在为期两年的实习期内，我除了会对诸位进行医学上的教育指导之外，还会告诉你们成为一名医生所要有的一些心理准备。以说教的口吻一次性全部告诉你们的话，肯定要不了五分钟你们就会犯困，所以我会一点儿一点儿慢慢渗透。

在初期实习的这两年内，我要对各位讲的是作为一名医生的基本功。在后期实习的三年内，我会讲解如何让医术更加成熟精湛。如果在第三年你选择了消化内科，我会进一步做出更加专业性的指导，我很期待这一天的到来。

若将“实习医生”比喻成鸟的话，那你们就是刚从蛋里孵化出来的雏鸟。鸟妈妈必须给雏鸟喂食，帮雏鸟们抵御外敌。在某个时间段之内，“指导医生”必须给你们教授知识、技术，以帮助你们避免错误和纠纷。所以，最开始我要教给你们的是“Must”（必须要做的事）和“Never”（千万不能做的事）。“Should”（最好要做的事）或“May”（可以做的事）放到后面再说。我会守护在各位身边，在背后默默支持，直到你们将来成为独当一面的医生。

医院里除了你们之外，几乎都是你们的“指导医生”，而且不对你们进行指导的医生有很多。我们虽然被任命为“指导医生”，但实际上也只是“临床医生”而已，医院并没有特别给我们支付“指导医生津贴”。为乐得轻松，我也可以选择不当指导医生。但是，我是一个爱多管闲事的人，我愿意做一只守护各位的“鸟妈妈”。或许会有实习医生觉得我不好相处，请不要讨厌我，让我们友好相处吧！

虽然我是你们的指导医生，但我并不打算手把手地教你们。指导医生原本的责任是敦促你们学习，让你们意识到（Assessment）自己的不足之处。

启蒙思想家卢梭[(1)]曾经说过：

“与其告之真相，不如告之如何发现真相。”

同学们，作为一名医生，作为一名刚踏入社会的人，你们有很多不足之处。你们刚刚走出学校的象牙塔，对你们进行社会上通用的常识教育也是我的使命。我想努力把各位培养成充满人性温情的医生。精湛的医疗技术和仁厚之心，这两者缺一不可。

在人性方面我自身也远未成熟，因此无法成为各位的榜样。

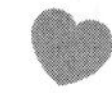

不过，我想把我最真实的一面展示给大家。大家可以学习我的优点，也可以批评我的缺点。

此外，作为一名社会人，要有一颗"感恩之心"。感恩的对象不是患者，而是医院里一起共事的同事。

在日本，即使是新手医生，也会被年长者尊称为"先生"。处在这样的环境中难免会产生优越感，不知不觉就会习以为常，认为医生是高高在上的。医生的工作需要高度的专业性，时间上的束缚也很大。但是，医院的运转单靠医生一个人是无法进行的。

作为医生的左膀右臂为患者导医的护士，进行抽血检查的化验技术人员，进行胸部和腹部透视检查的放射科技术人员，以及收费窗口或医保窗口的收费人员等一起协助医生的工作，宛如每个精密配合的小齿轮带动大机器运转一般，使"医疗"技能得以正常发挥作用。

请时刻铭记，你们之所以能够顺利完成工作，是因为你们得到了周围工作人员的配合。带着这种感恩的心去工作，你们的工作一定会顺利开展，因为好心总会有好报。

每个医生都有自己的人生目标，这没有什么高低之分。我认为，参照众多医生的人生目标，会对你们设定自己的人生目标产生帮助。下面列举的图书，都可以供大家参考。

《唯有生命是平等的》，德田虎雄（PHP Editors Group）

据说 2012 年获得诺贝尔医学生理学奖的山中伸弥教授，就是被德田虎雄的人生信念所感动，才决心投身医学事业的。这本书会使医生保持高昂的从医斗志。这与施韦泽博士的名言也有异曲同工之妙。虽然每个人的想法各不相同，但对于投身医疗事业的人来说，本质上是没有不同的。

《飘雪的病房》，帚木蓬生（新潮社）

这是一部感人至深的作品，向我们展示了医生的使命与生活是多么的谨慎。医生就像艺人一样，他们的生活没有公私之分。脱去白大褂就成了普通人？绝对不是这样。医生在私人生活中也会接触到患者。因此，无论何时，医生都必须遵守医务工作的规范。我说这些并不是要你们成为圣人君子，要成为一名合格的、被认可的医生，你们还需要花费 10 年左右的时间去磨炼自己。

下面我再介绍一本书，书中介绍了医生在医疗中的存在意义、使命以及规则。

《医生的规则 425 医生的心得文集》，Clifton K. Meador/ 福井次矢 译（南江堂）

这本书所讲内容和其书名一样。原著虽然讲的是美国的情况，但在日本也基本适用。我也会摘出里面适用于日本的语句，适时介绍给大家。这本书很薄，很快就能读完，我建议大家每年读一次，这样你就会渐渐明白其内容的深意。

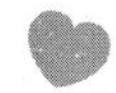

下面所列举的书目都是培养社会新人素养的入门书籍。

《送给工作的你的25句话》，佐佐木常夫（WAVE出版）

作者遭遇诸多困难与挫折并最终获得了成功。作为一名长者，他将经验总结成书赠予年轻人。这本书时而娓娓道来，时而严肃告诫，会像父亲一般，在你感到身心疲惫时激励你继续前行。

“接受命运的安排，怀有一颗仁爱之心。这就是珍爱自己的表现。”

你在精神饱满充满干劲时读这本书，或许会觉得这本书里有的话“莫名其妙”。但当你在迷茫困惑时再阅读，会觉得它充满了如清泉般沁人心脾、温暖人心的语句。

《让人不断成长的77句话》，田坂广志（PHP研究所）

人生在世不能“保证”获得成功，但是必定会经历“成长”。“智慧”只能从“经历”和“社会”中获得，这是一本人生的启发书。为了给心理脆弱的患者以勇气，医生必须掌握好不怕挫折坚强生活的技能。“优秀的专业人士”常常都是“独具个性”的。该书作为面向医生的启发书也很有价值。

《爱默生与命运为伍的人生论》，渡边昇一（致知出版社）

这是美国总统奥巴马案头常备的书目之一。爱默生被誉为成功哲学的源流、自我开发的鼻祖，作为活跃在19世纪的美国思想家而广为人知。在“人生成功的要诀在于相信自己”这一思想中，充满了与命运为伍，做命运主人的睿智。

我认为作为医生，作为一名刚踏上社会的人都应该阅读此书。

《实现梦想的神》，水野敬也（飞鸟新社）

这是被誉为商界、学界之神的“象头神”，给予年轻商务人士的成功秘诀指南实用书，内容非常通俗易懂，可谓是社会新人的入门书籍。你们作为医生，作为社会的一分子要多去思考，去行动。不仅需要积累宽泛深奥的医学知识，作为社会的一员，提升自身的修养也是很重要的。

下面再介绍一本社会人自我修养方面的书。

《如果高中棒球女经纪人读了杜拉克的〈管理学〉》，岩崎夏海（钻石社）

这是一本畅销书，相信你们应该听说过。该书用高中棒球部的概念对企业经营及其组织论做了简单易懂的说明。书中提及的问题，也同样适用于医院里不同岗位之间的相互配合、建立信任等问题。也就是说，无论是医疗机构还是一般社会，不考虑专业因素的话，大抵都是相通的。

医院里既有情况紧急、背水一战的残酷战场，也有需要心灵鸡汤的柔软时光。下面提到的这本书就能教会大家如何做一名和蔼可亲的医生。这本书请大家务必认真阅读。

《枕边的幽默学　慰藉生命的一剂良药》，柏木哲夫（传媒出版）

除此之外的可读之书还有很多。希望大家在阅读医书的同

时，也阅读一些能够提升自身修养的书。

重要的不是花一周时间读完一本书，而是把这些书集中起来阅读。这些书作为人类学的基础知识是具有阅读价值的，但我们无法花太多时间在上面。快速浏览也无妨，重要的是养成阅读习惯。

在实习过程中，通过对你们的指导，我们自身也在学习。这就是“LITE”（Learning in teaching），俗话说的“教学相长”就是这个道理。在日常诊疗中，经常会出现自认为很了解的知识其实也只是略知皮毛的情况。在对实习医生进行讲解时，如果自己的知识不够深厚，被实习医生提问时就会结结巴巴答不上来。所以，就算是我们也必须不断学习。也就是说，指导你们对我们来说也是一个学习的过程。有句话说得好，“从指导中受益的不只是实习医生”。临床实习制度本来是以实习医生为对象而开展的，但或许也能提高指导医师的专业素养。

针对现在的实习制度，特别是初期阶段，我们指导医生应该如何指导你们呢？我认为不应该偏重于知识或经验，而是要引导你们树立作为医生的志向，让你们对患者抱有一颗仁慈之心。当然，大前提是你们认真学习了临床实习的课程。

诸位实习医生们！今后你们会徜徉在医疗的世界里，让我们推心置腹地聊一聊何为理想的医疗氛围，以及应该怎样当医生吧。让我们将毕生精力奉献给我们引以为傲的医疗事业吧。

希望诸位尽快成长为一名优秀的医生，早日展翅飞翔！

蛇杖

“蛇杖”（The rod of serpent of Asklepios）与医学紧密相关。

“蛇杖”就是医学的象征。

阿斯克雷庇亚是希腊神话中掌管医术、医生的神，手杖上缠有一条蛇，象征着“健康、不老、长寿、不死”。很多医科大学的校徽或世界卫生组织（WHO）的标志都采用了蛇杖，你们应该也见过。

医学的学习不仅仅是教科书的学习，也不仅仅是为了替患者诊疗。为了与患者进行有效的沟通（Communication 相互理解），真诚地面对患者、内心与患者产生共鸣（Empathy）、选择恰当的措辞都是非常必要的。而且，你们必须学习医疗知识，熟练地掌握各种医疗器械的使用方法，采取正确的处理措施，能够与药剂师、化验师相互协作。这些都与患者的病情康复和幸福息息相关。要知道，患者的喜悦正是医生工作的动机和动力（Motivation）所在。

熟练使用“蛇杖”一般需要花费 10 年左右的时间。这绝非一条平坦大道，有时需要披荆斩棘克服各种艰难险阻。总的来

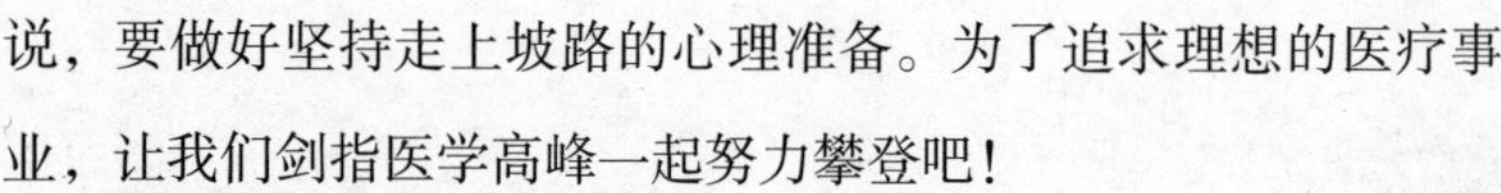

说，要做好坚持走上坡路的心理准备。为了追求理想的医疗事业，让我们剑指医学高峰一起努力攀登吧！

接下来，我们将正式开启作为医生的修行之旅。

1 不忘初心

那还是我刚上大学不久，接受新生教育时的事了。前辈医生曾这样说过：

“你们都经历了激烈的高考竞争，最终成功地成为了一名医学生，你们一定心怀‘帮助别人，救死扶伤’的愿望吧。希望你们不忘初心，永存斗志。

“话说回来，当了 5 年、10 年医生后，你会发现工作每天都很繁忙，会觉得疲惫不堪，体力耗尽。或许那时你会想像普通人那样，‘一觉睡到天亮’‘与家人一起享受周末’。

“即便如此，值夜班、诊治急诊病人也仍然是医生的重要工作之一，绝不容许你们放弃。当你们感觉自己快撑不下去的时候，希望各位回忆一下今天的心情，继续奋斗。”

“不忘初心。”当时的我在心中暗暗发誓“这不是理所当然的吗？就算 10 年后我也会为了患者放弃休息、不分昼夜为他们看病的。”

从大学一年级算起，到现在已经过了整整 15 年。前辈所说的这些话，如今仍深深地印在我的脑海。初心确实不可忘记，

但那是理想状态。随着年龄的增长，我逐渐认识到了现实的残酷性，也越发觉得初心很重要。人的价值观会随着年龄、境遇、经历而改变。

或许，你们现在与当年的我具有相同的斗志。

“是的，就算放弃休息也没问题！”

请永远记住今天的誓言！

不忘初心。

这句话原本出自猿乐演员世阿弥所著的《花镜》。各位听说过吗？

“没听说过，原来是这样啊。”

《花镜》中写道：人在坚持最初目标和梦想的同时，还必须反省自己的不足。600 多年前人物的话，至今仍在流传，可见其过人之处。也说明这句话具有真知灼见。

“矢志不渝”虽然理想，但实际上却很难坚持。医生的工作要从毕业后的二十四五岁干到 65 岁退休，这期间有大约 40 年的时间。匀速跑完全程需要花费 40 年的“医生”马拉松并非易事。或许有人会中途突然体力大增加速跑起来。但有时候放慢脚步也无妨，坚持不懈地跑下去才是最重要的。

我会帮助你们，和你们一起跑下去的！

各就各位，比赛开始！

资料：希波克拉底誓言

“希波克拉底誓言”，是有关医生职业伦理道德方面的宣誓文。想必你们应该听过或者读过吧。誓言的内容即使现在看来也很贴合实际，本质上来说应该一直传承下去。该誓言在医学教育领域，可以称得上是宪法般的存在。（以下为引用）[2]

仰赖医药神阿波罗、阿斯克勒庇俄斯、许癸厄亚、帕那刻亚及天地诸神为证，鄙人敬谨直誓，愿以自身能力及判断力所及，遵守此约。

·凡授我艺者，敬之如父母，作为终身同业伴侣，彼有急需，我接济之。

·视彼儿女，犹我兄弟，如欲受业，当免费并无条件传授之。

·凡我所知，无论口授书传，俱传之吾与吾师之子及发誓遵守此约之生徒，此外不传与他人。

·我愿尽余之能力与判断力所及，遵守为病家谋利益之信条，并检束一切堕落和害人行为。

·我不得将危害药品给予他人，并不做该项之指导，虽有人请求亦必不与之。

·尤不为妇人施堕胎手术。

·我愿以此纯洁与神圣之精神，终生执行我职务。凡患结石者，我不施手术，此则有待于专家为之。

·无论至于何处，遇男或女、贵人及奴婢，我之唯一目的，

为病家谋幸福，并检点吾身，不做各种害人及恶劣行为，尤不做诱奸之事。

·凡我所见所闻，无论有无业务关系，我认为应守秘密者，我愿保守秘密。

尚使我严守上述誓言时，请求神祇让我生命与医术能得无上光荣，我苟违誓，天地鬼神实共殛之。

2 何为医疗

医疗到底是什么？你能否回答一下？

“咦？您突然这么问……”

你看，就是这样。对我们医生来说，这个问题似乎是理所当然应该了解的，但仔细一想却回答不上来。但是，现在正是了解这一点的时候。向大家介绍一篇能让我们深入思考这一问题的文章。文章的作者是“患者网站”的运营人铃木信夫（以下为引用）[(3)]。

患者所期待的不是让医生看“病”，而是能把患者当作试图从疾患中康复的“人”来对待。也就是说，患者希望医生能关注人本身。医疗也并非只是治病，希望医生们能以“想患者所想，急患者所急”为出发点进行考虑。对患者而言，并非只是治好病就万事大吉了，病愈前的日常生活才是他们所关心的。

患者和医生的感觉是有所偏离的。医生做检查的目的在于“发现异常”，而患者做检查大多是为了确认“没有异常”。因此，患者对于不好的检查结果既没有心理准备，也没有接受医生从医疗角度进行病情说明的准备。希望诸位医生不要忘记，患者是在毫无心理准备的情况下被告知病情的。

医生针对病情做再多的说明，患者也只会联想到最坏的情况。患者在听取治疗方案时，大脑中完全没有就算生病也能幸福生活的概念。这些医患之间的鸿沟各位医生一定要注意。

读了这篇文章感受如何？没有学过医的患者或普通人应该会认同文章中的观点吧？

所谓医疗就是完成患者所希望的事，也就是说让“病”或“病的状态”痊愈。为此，不仅要把医疗当作学问，更要把它当作治病救人的人类学来做，这需要医生进一步加深与患者的沟通。毫无疑问，医生必须要有医德。

据说，近代医学的基础始于英国17世纪的医生西德纳姆（Thomas Sydenham）。你们听说过吗？

“没有。”

西德纳姆在临床医学领域，确立了“倾听患者、观察患者”的现代病情观察分类理论。也就是说，要在仔细观察患者的说话方式、声调甚至是表情的基础上掌握其病情。

患者需要的是什么，该为患者做些什么，将这些推导出来才是临床医生的职责。如果做不到这一点，别说是治疗，连诊断都无法完成。试着将自己的立场由“看”变为“被看”，或许就容易理解该为患者做些什么了。

医疗不是一瞬间就结束的行为。它不仅会改变患者的病态，也会改变其心态，甚至会改变患者的生活或者是人生。

你们明白我想说什么吗？

“不，完全不明白……”

例如，假设一名腹痛的患者上医院来就诊。通过按压诊疗确认其腹部有疼痛症状，开了胃药便让其回去了。半年后该患者因没有食欲而再次来就医。

服用了药物以后虽然胃不痛了，但是吃不下东西。体重也减轻了。

通过验血发现有贫血现象，腹部发硬！

通过 B 超检查发现是肝脏多发转移瘤，恐怕只有不到 6 个月的生命了。

如果刚开始的时候做一下胃镜检查就好了……或许当时癌细胞已经出现恶化的迹象了。但是，只有做出正确的诊断才能开始相应的治疗。

“确实如此，但是一般都会做内窥镜检查的吧？”

如果是这样当然好。但是，假设你是急诊的值班医生，凌晨 4 点左右对该患者进行诊疗。半夜被叫起来，你会对患者做内窥镜检查的说明吗？

“现在还做不到，但我以后会努力做到！”

别忘了你说的话哦！以后在看病治疗时不要变得故步自封，自以为是地猜测“患者或许是胃炎或者胃溃疡吧”。

看病治疗是医生和病人之间一对一的较量，一丝一毫都容不得疏忽，而且必须要坚持一辈子。置身医疗世界，必须要有高度的紧张感和责任感。大家要铭记于心。

“是。”

当然，由此也会产生作为一个医生的价值感和成就感。在自己的诊断和治疗下病情好转的时候，患者会笑容满面地跟你说“谢谢”。爷爷奶奶岁数的人也会对孙子辈的、20 多岁的小伙子道谢。为他人而工作，并且被人们所感谢，这样的工作并不多吧。

随着自己不断地积累知识，磨炼技术，能够进行诊断和治疗的患者也越来越多。这是作为一个医生的乐趣。

医生的工作很严酷。每天的劳动时间很长，而且很难休假。即使在难得的假期里也会经常被喊回工作岗位，说实话很要命。工作如此之繁重，有时这份辛苦也得不到什么回报。

有一个词叫作终身教育。医生为了跟上医学的进步，必须进行终身学习。但学习并不是因为要履行义务。医生这个职业会不断激发人的上进心。诊治的患者越多，越能深切地感受到自己在知识和技术上的不足，会让医生觉得要学的东西还有很多很多。

反过来说，医学就是如此深奥且广博的学问，医疗就是经由患者让你认真地去面对它。你们要清楚地认识到这份责任。

“老师，一定要做好这样的思想准备吗？”

我觉得至少要在内心深处有这样的觉悟吧。

“医生真是很辛苦呢！”

你自己就是医生哦！

“可我还没有做医生的真实感觉……”

前些日子网上介绍“‘理想的医疗’是什么”，曰“要有怪医黑杰克（漫画家手冢治虫创作的漫画人物）那样的本事，要有特蕾莎修女那样的仁爱之心，要有米其林三星餐厅那样的服务，要有红胡子（黑泽明导演的电影中的人物）那样的奉献精神，还要像便利店那样 24 小时营业”。

当然，也不用有这么高的追求，只要塑造出自己理想的医生形象就可以了。重要的是要想患者所想，用心倾听患者的声音，并将之付诸临床实践。

不要着急，你可以终其一生来实践它。好好钻研，有朝一日你定会为从事医生这份职业而感到自豪！

资料：医之伦理纲领（日本医师协会）(4)

医学及医疗要以治疗病人为根本，以维持或增进人们的健康为目标，医师要认识到自己责任的重大，要热爱人类，为所有人效力。

一、医师要有终身学习的精神，在不断努力学习医学知识、磨炼技术的同时，致力于医学的进步和发展。

二、医师要认识到这个职业的尊严和责任，提高素养，健全人格。

三、医师要尊重求医者们的人格，以仁爱之心对待他们的同时，要清楚地对医疗内容进行说明，努力获取其信任。

四、医师之间要互尊互敬，与医务相关人员齐心协力，共同为医疗做贡献。

五、医师要重视医疗的社会公共性，通过医疗为社会发展做出贡献，同时也要遵守法律规范，维护法律秩序。

六、医师行医不能以营利为目的。

3 Imprinting（印随行为）

我为什么要跟你们反复强调要做好当医生的心理准备呢？

或许你们觉得这是家长主义的表现，但我由衷地希望你们能够成为好医生。3年后、5年后，我再跟你们说同样的话，你们还能听得进去吗？大概只会觉得我啰唆、烦人吧。

打铁要趁热。

人在充满激情的时候比较具有可塑性，你们在年轻的时候具有无限的可能性。因此，我想展现更多的前进方向，供你们参考。

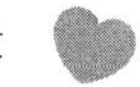

雏鸟刚从蛋壳里孵化出来的时候，会把第一眼看见的目标认作自己的父母。这叫作 Imprinting（印随行为）。

“是这样的啊？”

回顾自己作为一名医生的成长过程，我还是觉得第一年的经历和受到的教育，对自己现在的医生人格的形成影响最大。

我实习的第一年是在大学医院里，医务室里的诸位前辈喊我 Neu herren（德语，“新手、新人”的意思），把我当成什么都不会的小孩子来对待，可以说我像个学徒一样。

在大学医院里，护士不负责抽血和挂水，这些都是我们实习医生一大早要做的工作。内窥镜的准备、清洗也全都交由一年级实习医生来做。

甚至，连为患者导医也是我们的工作。周末的时候，我要将一周内住院患者的病情和检查数据进行汇总。要在病例的 key film（重要的片子）上做记号，制成幻灯片记录在案。遇到手术病例，则一定要陪同进入手术室，保管外科的切除标本并拍片。

如果以人的成长期来打比方的话，毕业之后的实习时期大概相当于“三岁看大，七岁看老”的时候吧。实习医生与医大学生不同，已经开始具备自我（作为医生的立场和责任）意识，这一时期相当于人类成长的三岁阶段。

第一年的经历和探索，无论是好是坏都会左右医生的整个生涯。甚至可以说，俯瞰自己的一生，第一年的实习不仅是作为一个医生的出发点，也是行医生涯人生规划的出发点。这一点请你们铭记于心。

4 Initiation（决定方向）

跟印随行为的道理一样，你们最初遇到的患者，也会对你们将来的前进道路产生很大的影响。

重视和每一个患者的相遇，把患者的每一份病例报告都当成教科书来看待，这样做会引导我们成长为一名好医生。你们听过“患者是最好的教科书”这句话吧？

我也好，跟我同期的医生们也好，都在第一年接触过令人印象深刻的病例，并且受其影响确定了自己前进的领域。我进入了胆道肝脏疾病领域，我的同学们则分别进入了大肠疾病领域、心身疾病领域等。与患者的相遇会对我们所关心的领域，以及将来的专业产生很大的影响。我觉得这是因为患者已经住进了我们的心里。所以说，我的心里满满的全是患者哦！

以成为什么样的医生为奋斗目标，不是过了几年就能想明白的。刚开始的时候要有一个大致的目标，这样随着经验的增长，目标才能慢慢变得具体。包括与患者的相遇在内，这些都并非偶然现象，都是必然的。

因此，我希望你们抛开在两年的初期实习内随便混混就能成为好医生的想法。实习计划是你们最低限度的学习目标，在此基础上能将知识和技术掌握到何种程度，关键还是要看每个

 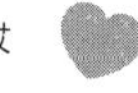

实习医生自身的修为。所以，我希望你们能带着孜孜以求的精神积极投入实习中去。

两年的时间眨眼就过去了。从一开始你们就要抱着只有两年时间的想法去逼迫自己，以火烧眉毛的状态去探索自己的目标。这样一来，学习曲线（Learning curve）的上升率才能显著提高。说得极端一点，如果想着能从事医生这份工作的时间只剩下四十年了，或许更能体会到工作时间的宝贵。

如果能够保持最初的学习曲线，那就一定能成为“好医生”！永远都想着自己在论文或者研究中还有未完成的工作，拼命地去努力，就自然而然地能发掘出自己的课题了。

有一个略难的词汇，叫作“选择性强化（selective reinforcement：强化特定的、想要的行为）”。不仅要学习自己感兴趣的东西，在施展自身本领的同时，还要均衡地去掌握更为宽广、更加全面的医学知识。那些希望通过 Spoon feeding（手把手教）的方式来学习的实习医生，永远都不可能找到自己的课题。

诊疗

第一次给患者看病的时候都会紧张，不知道该怎么做才好，因此一定要事先考虑好该做些什么。其中，重要的是要从患者嘴里得到所有的“信息”，以便做出正确的“诊断”。为此，你必须事先弄清楚很多事情。

5 诊疗的方法

下面，我先介绍一下为患者诊疗的方法。

“要倾听其话语，仔细地观察，恰当地提问，做出合理的临床判断，由此才能知道一个人健康与否。”

“要认真观察患者的面部。”

“要仔细观察其脸色。”

——《医生的规则 425 医生的心得文集》

福井次矢译（南江堂）

也就是说，要利用五感来进行诊疗，即视觉、听觉、触觉、嗅觉、味觉。诚然，在诊疗中一般很少用到嗅觉和味觉。但是，宿醉之人身上的酒精臭味，是必须要用嗅觉来捕捉的。集中注意力进行诊疗的含义，还是用五感来解释比较容易懂吧？

其次，要重视第六感。有的患者一眼看上去好像很健康，但是总觉得哪里不对劲。当场出不了诊断结果，而又担心过段时间患者的身体状况会发生变化。此时，还是尽量让患者留院观察一晚比较好。培养这种“有点奇怪啊”的第六感也是很重要的。

“要注意倾听患者没有告诉你的事情。”

“时间是最伟大的诊断医师，要充分利用起来。”

——《医生的规则 425 医生的心得文集》

福井次矢译（南江堂）

诊疗应该从感受患者进门时的氛围开始。

要看看患者有没有苦闷的表情。如果有的话，要考虑是病痛还是精神上的焦虑。然后看看患者的面部，观察其脸色和表情。当然，不可以目不转睛地盯着看，要不经意地进行观察。

女性中有肤色偏白的人，如果脸色不好有可能是因为贫血，要观察她的睑结膜。对呼吸急促、气喘吁吁的人要检查其颈椎。颈静脉血管怒张的话，可诊断为心力衰竭。如果怀疑是肺炎的话，则要考虑检测氧饱和度。因为高龄患者即使得了肺炎也有可能不发烧。

对高龄患者说话要放慢语速，要通俗易懂。对身材较小的老奶奶要弯下腰来，说话的时候视线高度要对等，“俯视”是不行的。

感到腹痛并且无法直立行走的人，很有可能患有急性腹症。遇到这种情况，不要让患者坐在椅子上，要立刻让其躺到检查床上，然后再进行问诊。

问诊、检查都是病情诊断的线索，所以一定要认真收集信息。同时也要确认患者的身高、体重。如果患者近期没有测过体重，那就要进行测量。因为有可能患者本人没有注意到自己体重的变化。成人体重的增和减都是不好的。吸烟情况和饮酒程度也要在第一时间进行确认并记录在病历上。因为这两项对包括癌症在内的健康状况有很深的影响。

病人发烧时一定要检查一下舌头，因为观察舌部不仅能够一目了然地看出脱水情况，也可以为挂水的量和住院的必要与否提供参考。

对胸部听诊时，要让其呼气、吸气，左右均等地进行。

以卧姿进行腹部检查的时候，首先要从叩诊开始。触诊要轻柔地慢慢地触摸，这样能够发现腹部是否有发硬现象。患者喊“疼”的部位要最后进行触摸，因为如果一开始就触碰疼痛处的话，患者会使劲，这样就无法正确地进行诊疗了。叩诊也

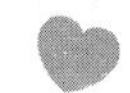

是必不可少的。如果有胀气的现象，要评估肠闭塞状况的有无以及程度。通过用力按压疼痛处，确认是否有 Defense（筋性防御）和反跳痛。所谓“百读不如一练”，像急性阑尾炎（盲肠炎）之类的病症，与其读教科书不如亲身诊疗一例更容易理解。

在 Primary care（初期诊疗）阶段，对患者进行检查之前的观察，占了非常大的比重。你们要记住，观察、问诊做不到位而只会依赖检查结果的医生是不会做出精准的诊断的。也就是说，问诊能在很大程度上进行病情的鉴别和诊断。再加上仔细的观察，能大大提高掌握病情的精准度。

各位，患者得的如果不是急性腹症的话，多花点时间也没有关系，要好好地进行问诊和观察。具体的做法，我们通过一个个病例来一点点地讨论。

“人内部的情感和状态几乎都能通过表情、身体、声音展现出来。拥有一双慧眼的医生能够将它看出来、听出来。”

——《医生的规则 425 医生的心得文集》

福井次矢译（南江堂）

诊疗要从问诊开始，而在诊疗过程中，触诊也是很重要的。

医生在看病的过程中，不仅可以通过触诊，也可以通过像拍拍患者的肩膀啦，握一下患者的手啦这类“动手”行为与患者建立信赖关系。要重视这种“skin · ship（身体接触）”。当然，不是真正意义上的身体接触也行，重要的是有一颗想与患者亲近的心，要带着接触患者的身体就是亲近其内心这样的想法来进行诊疗。

“在检查患者疼痛部位的时候，要用手去触碰。”

“只握个手也行，光把个脉也行，要去触碰患者。对待高龄患者更要如此，不过妄想症患者除外。”

——《医生的规则 425 医生的心得文集》

福井次矢译（南江堂）

假设来了一位腹痛的急症患者，由于患者很多，医生没有时间对其进行观察。你会发现有些医生说着“先拍个腹部 CT”，就将患者交给了护士或者放射科的医师。事实上，医生首先应该面对面地好好观察一下患者，进行触诊。当然，还应该一边观察一边问诊，听取病人情况，接着进行叩诊和听诊。

随后，才能判断要进行何种检查。“急救搬运”→“腹痛”→“造影 CT 检查”，在这样武断的诊断下，轻易地把患者放到传送带上是不行的。诊疗方法不是由医生根据自己的情况随意决定的，它是在掌握患者病情的基础上形成的。

诊疗一定要重视问诊和触诊！

在地方上的医疗中，高龄患者会主动要求医生进行听诊。患有胃溃疡，在持续服药的老奶奶常常会对医生说，“大夫，用听诊器帮我听听吧。”

虽然老奶奶得的是胃溃疡，不需要听胸部的声音，但是对她来说，医生的听诊能够让她安心。这种时候最好是有求必应。这也是身体接触的一种方式。顺便提一下，在日本，“skin · ship”这个词对本国人来说有性的含义，这一点要注意。

6 列举鉴别诊断

接下来，我们看看患者的病例吧。在问诊中，病人说“胃疼”。在让病人进入诊疗室之前，我们先讨论一番吧。首先，请列出十个可以考虑的病因。

“好的。有胃溃疡、胃炎、十二指肠溃疡……”

还有呢？

“……”

你们觉得患者的话语能准确地传达病情吗？

比如心肌梗死，如果是下壁心肌梗死的话胃部也会感觉到疼痛的吧？

“啊！对呀。”

作为医生一定要将患者的主诉翻译成容易理解的语言。因此，这名患者的主诉我们应该置换成“心窝部疼痛”来理解。

“原来如此，我明白了。”

但是，即使患者表达错了，你也不要用“心窝部疼痛”这样的专业术语去跟其确认。因为患者一旦误解成医生在强行纠正，就可能再也不愿提供其他信息了。你们只要在自己心里解读成“心窝部疼痛”就可以了，明白吗？

“明白了。”

那么，你们继续说下去吧。

“啊？”

你们才说了三种吧？

“哦，好。心肌梗死……逆流性食道炎？”

嗯，这个也有可能。还有呢？位于心窝部的脏器有哪些？

“胃、肝脏、胆囊、胰脏……”

如果是这些的话呢？

“胆结石、急性胆囊炎！急性胰腺炎、急性肝炎！”

嗯嗯，还有一个。

“嗯……”

认输了吗？

今天是第一次讲门诊，想到这些也可以了。

除这些之外，还有可能是急性阑尾炎的初期症状。疼痛是从心窝部开始一点点下移的吧？有些肠闭塞患者会把“腹部胀痛”说成“胃疼”。在医疗上很重要的一点就是“排除所有可能性”。

“明白了。”

你们要记住，听到患者的主诉，首先要举出十个鉴别诊断。顺带提一下，因为今天是第一次上门诊课，我就不做其他要求

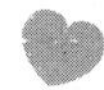

了，等到你们适应了，要按照可能性的高低来列举鉴别诊断。明白了吗？

“是。”

下面我问一个问题：为什么鉴别诊断很重要？

“因为如果不下诊断就没法治疗？”

在这之前还有要做的事吧？我们做鉴别诊断是为了搞清楚哪些检查是有必要做的。

胃溃疡的话要做胃镜检查。胆结石的话要做 B 超检查。急性胰腺炎的话要做造影 CT 检查。根据做鉴别诊断时所考虑内容的不同，需要做的检查也会不一样的吧？因此，不论是胃溃疡、十二指肠溃疡、胃癌，还是逆流性食道炎，就做胃镜检查这一点而言，其鉴别诊断的重要性都是相同的。

“只要做抽血、胃镜检查、B 超、CT 检查大体上都能查出来吧。”

在消化内科，除了这些检查之外，还有常规的腹部单纯 X 光检查。是否要做 CT，得到最后一步才能确认。

下面通过实例来介绍一下鉴别诊断的重要性。

有一天，我和实习医生值班。患者是一名 80 多岁的男性，因高烧 40 多摄氏度而被救护车送来医院。躺在病床上，已经说不出话来。我让实习医生做鉴别诊断。

“感冒、急性扁桃体炎、支气管炎、肺炎……”

还有吗？

“……”

我让他试着检查一下，他对患者胸部做了听诊，说了一句“没有异常”。

只有这样吗？

“……是的。”

只有这样，没有别的。我惊得下巴都差点掉下来。

人是任意妄为的生物，思维只限定在自己所知的范围内。意识不到自以为是，会歪曲自己对事物的理解。

“任何人都不可能认清所有的现实情况。很多人只能看到自己所希望看到的现实。”

——尤利乌斯·恺撒[5]

人一旦陷入自己思维的迷宫，就不会考虑其他的可能性。该实习生只局限于发烧约等于胸部疾病这一模式，思维不会扩散开来。我反倒有点焦急，没能问出下一个问题。

“Imagination is more important than knowledge！（知识也很重要，但是一定要发挥想象力！）”

——阿尔伯特·爱因斯坦

我让该实习医生尝试对胸部以外的其他部位进行鉴别诊断。

“脑膜炎、胆石症胆囊炎、急性阑尾炎、败血症……”

嗯嗯，很好。那么，接下来应该做什么你知道了吧？

实际上，在鉴别诊断之前，有一个必须要考虑的问题，那就是脱水的应对处理。高龄患者因发烧被送到医院来，首先要做的事就是检查舌部，确认脱水的程度，下达挂水的指示。然后才是进行鉴别诊断。

那么，考虑鉴别诊断的时候，必要的检查是确认颈项强直和触摸腹部吧？根据鉴别诊断所列举的内容不同，必要的处理措施也会有所区别。假如鉴别诊断有四种，但其中没有正确答案，你会害怕吗？

“害怕。”

这样想的话，你们应该能够理解列举鉴别诊断的意义所在了吧。列举不出来十个，列举五个也行，前提是里面确实有正确的答案。你们现在的正确率较低，最好养成列举十个的习惯。同样，请你们考虑一下“背部疼”“下腹部疼”“呕吐”“腹泻”“便秘”的鉴别诊断。

“需要写报告吗？”

Up to you！（你自己定！）

前面提到的这个患者最终被确诊为急性胆囊炎。在那之后通过抽血、B 超检查、单纯 CT 检查确诊的。要注意的是，病人在脱水状态下做 CT 造影检查会引发休克。之后，我们与外科联手给患者做了紧急手术。

请诸位记住，我们指导医生基本上是不会告诉你们答案

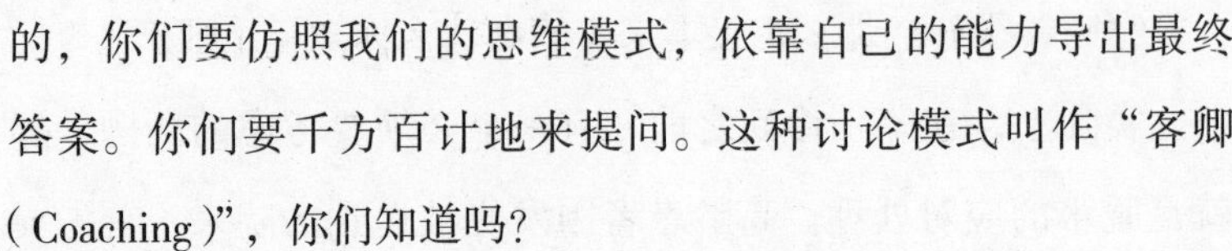

的，你们要仿照我们的思维模式，依靠自己的能力导出最终答案。你们要千方百计地来提问。这种讨论模式叫作“客卿（Coaching）”，你们知道吗？

“不知道。”

原本 Coach 这一词是指能将人送往目的地的马车。Coaching 由这个含义转化而来，表达引导接受 Coaching 的人（当事人 Client）达成自己的目标之意。顺带提一下，告诉答案的教育方式叫作“教学（teaching）”。

“原来是这样啊。”

这在商界是常识。我作为客卿要帮助你们激发潜力！而你们要依靠自己的能力，为患者做出正确的诊断。

“好！”

7 不排除所有的可能性

你们知道不排除所有的可能性是什么意思吗？

“不是很明白……”

比方说，门诊来了一位主诉“胃疼”的患者。请考虑一下鉴别诊断，试着说出十个来。

“胃溃疡、十二指肠溃疡、胃癌、逆流性食道炎、胆囊炎、胆总管结石、急性胰腺炎、胰腺癌、肾结石、肠闭塞、急性阑尾炎初期、心肌梗死之下壁梗死，还有……”

已经够了，已经列出十个了。很流利啊，成长得挺快呀！那么，患者的病症一定在这些当中吗？

“啊？不，还没有给患者看病呢……”

假设一下也行啊。原本列举鉴别诊断的目的就不在于你们所列举出的十个病例本身，而在于形成能够确定病症的合理的方法论，将有可能的疾病都圈定在内。反之，你们有没有想过或许里面没有正确答案呢？这很可怕吧？

“是的，很可怕。”

完全不对路的诊断，会导致错误的治疗。你们也知道坊间一般称之为误诊。因此，作为一名医生，我们必须要形成正确的理论。

“感觉好难啊……”

也就是说，你们要记住，还存在着一些通过一般的鉴别诊断无法列举出来的病症。你们要在头脑中记住那些百年一遇的罕见病例。

以主诉腹痛的患者为例，如果是炎性肠病的克罗恩（Crohn）患者的话，可能是肠穿孔。如果是有心律不齐的基础性疾病的患者的话，可能是肠系膜上动脉栓塞（SMAE）。如果是便秘或者麻痹性肠梗阻患者的话，可能是乙状结肠扭转或者是癌症。如果是年轻女性的话，有可能是宫外孕。这些都是不常见的疾病，但如果意识到存在着这些可能性的话，就不难诊断，绝对不要忽略它们。虽说是鲜见病例，但长年从事医生这个行业，总会几年遇见一次的。越是这样少见的病例，越会在你遗忘的时候出现。这就是常说的“墨菲定律（如果事情有变坏的可能，不管这种可能性有多小，它总会发生）”吧。

这些疾病在你前面所列举的一般鉴别诊断中没有吧。当然，我们也不会在最初的鉴别诊断中考虑这些。但是，当觉得“这个患者有点儿怪怪的”时，在我们脑海的角落里存放着的这些病例就会被列入鉴别诊断中。这就是你们实习医生和我们这些指导医生的差距。

人总是习惯选择容易的道路。对于罕见病例，很多时候内心会期待着“大概不会吧”。这样是不行的。

或许是这种病吧？

不会是那种病吧？

要经常在假想的范围内进行这种讨论。鉴别诊断没有必要列举一百个病例，但是也不能列举出十个就算完事了。要知道，必须要考虑两位数以下的鉴别诊断的病例不在少数。

灾难总是在人们忘却的时候来临。灾难发生的频率并不高，但是应对灾难的精神准备以及非常时期必需物资的准备是不能懈怠的吧。疑难病症总是瞄准我们精神松懈的时候来临。

“在医学范畴内，理论上会发生的一切在实际中都会发生。”

——《医生的规则 425 医生的心得文集》

福井次矢译（南江堂）

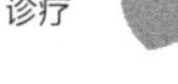

“不排除任何可能性。”

即使最大限度地考虑了所有的可能性，还是会有考虑不到的情况，这一点请大家铭记！

医疗就是这么深奥，不要认为自己已经学到了很多，可以放心了，一定要活到老，学到老。

“对于最初遇到的病例或者病情，要作为标准教材来看待，并且当作永久的参考。”

——《医生的规则 425 医生的心得文集》

福井次矢译（南江堂）

诊断病情的诀窍在于能否考虑到所有的可能性，并进行鉴别诊断。

“最终诊断”和患者来医院时的“主诉”内容相距甚远的案例并不少见。我们每年都能碰到几个让人觉得“没想到居然是这个……”的病例。也正因为如此，我们才必须要阅读病例报告的论文，在研讨会上进行学习。

不过，比起阅读百篇论文，自己认真地诊治患者更有利于加深对诊断和治疗的理解。正所谓“百闻不如一见”。对于临床医生来说，多看病人可以增强能力、培养自信。

为患者下准确的诊断，就是锁定病症可能性的过程。不要排除任何的可能性，它能显示你所能设想的范围有多大。不同的医生、不一样的资历，这个“设想的内容”都会不一样。从某种意义上来看，可以说医生的危机管理意识取决于其知识面和经验。

指导医生与实习医生之间的关系

“在大学毕业以前学习知识很重要”，这句话是以被动受教育为主的。从今往后，你们不仅要学会自主学习，还要接受指导医生的“指导”和“教育”。在实际实习过程中，这两方面的学习要同时进行。

医学的发展日新月异。医学的知识在不断地更新，不学习很容易落伍，据说其半衰退期为十年。因此，医生为了实践最新的医疗，即使在毕业以后，也要花一生的时间去不断地学习。只靠经验，或者只依赖已掌握的知识都是无法成长的。医生，必须要终身学习。

8 Teaching和Coaching的区别

你们知道教学（Teaching）和客卿（Coaching）的区别了吧？

“明白是明白的，但是要解释的话就……”

那么我换个问题，你们知道野生的狮子如何教小狮子狩猎吗？

“是向小狮子演示狩猎的过程吗？”

这就是教学。

光是演示的话，小狮子是没法学会狩猎的。狮子要让自己的孩子实际参与狩猎，可以降低些难度。大狮子咬住斑马的后腿，让其无法逃脱，然后让小狮子去咬斑马的喉管。在电影《侏罗纪公园Ⅱ》(*Lost World*)中，最后一幕就是这样的场景，你们没看过吗？

“哦，那个呀！我记得。”

那就是客卿。

大狮子如果将肉喂给小狮子，小狮子短时间内可以生存，但是无法离开父母自立自强。如果有一天大狮子被猎人打死，而小狮子无法依靠自己获取猎物的话，结果就只能饿死。因此，比起直接把肉喂给孩子，父母更应该教给孩子狩猎的方法。只有靠自己获取猎物，才会被认可为草原的一分子。

实际上，野生的狮子不是每天都吃肉的，如果每天都狩猎的话，猎物就变没了。同时，被猎捕的一方也很擅长逃跑，这就是草原的法则。虽然存在弱肉强食，但能很好地保持平衡。上帝合理地创造了这个世界。

仔细看看其实狮子很瘦，你们没见过肥胖的狮子吧？在动物中，因饱食而肥胖的大概也只有人类了吧。

“猪呀肥鹅之类的动物呢？”

喂喂，怎么能拿它们跟人类比呢？喂胖的和自己长胖的不

一样好吧？

“啊，这么说来……”

我们指导医生的重要职责，是让你们去发现自己所不知道的，而不是直接告诉你们所不知道的。这之后的学习只能靠你们自己，这个叫作 Learning（学习）。

从别人那里获取的知识遗忘得也快，正所谓“不义之财攒不住”。虽然意思稍有差异，但也有相通之处。也就是说，不是自己努力获取来的知识掌握起来也会不牢靠。因此，我们所要做的，是通过不断地提问来辅助你们掌握知识，激发你们的潜能。

“谢谢您。”

可以有什么就说什么，但学习基本上要靠你们自身的努力。哪怕每天花三十分钟也行，必须要通过看书将当天遇到的疑问消除。另外，你们还要养成看报的习惯，虽然书本知识很重要，但也要掌握一般的社会常识，不然就会变成“医学白痴”。这虽然是我们自嘲，但是千万别给世人以这种感觉。

“知道了！”

以前，NHK（日本放送协会 简称 NHK）曾经播出过一档叫作《综合诊疗医师 doctor G》的综艺节目，你们看过吗？

“没有。”

这是一档介绍指导医生如何教导实习医生的节目，不仅面向实习医生，也向一般观众介绍了医学的思考过程。这也体现了大众对医学知识的兴趣和渴求。

最近，越来越多的患者开始在网络上查询病症。其中有些患者对自己的病情做了预期判断，甚至还查到了治疗指南。现如今信息都公开化了，虽然没有“怪兽患者（Monster patient：以自我为中心，一味地提出一些不合理的要求的患者）”，但来医院前会对病情进行了解和学习的患者正在不断增多。

这样一来，医院方面的指导医生们都有些招架不住了。我们尚且如此，更不用说你们这些实习医生了。如果不好好学习，就得不到患者的信任。

“自信心都没有了……”

客卿不仅仅适用于指导医生指导实习医生的场合，在临床实践中也适用于对患者的教育。

例如，假设一位糖尿病患者体重没有减轻。我不会对他说“你必须要瘦下来”，而会问他“为什么体重没有下降呢？这样发展下去迟早要用胰岛素进行治疗，那样的话会影响肾功能，必须要做透析。但如果体重降下来的话，或许还可以用现在的药物进行治疗”，进而再提出“那么，你想怎么治疗呢？”。

很多患者虽然“心里很清楚”，但还是控制不了饮食。

此时，你要提示他，“为了自己的健康，请想想自己能做些什么”。

给患者设定一个具体的目标，让其成为治疗的主体，这就是客卿。现在的你们还在被动受教，以后就要靠自己熟练应

用了。

第二天。

今天天气真好啊，早上好！早饭吃了吗？

“老师早上好。我一起床就来上班了。”

昨天回去以后有没有看书啊？报纸看了吗？

“从明天开始努力……”

（咚！）

“对不起……”

9 开放性提问

我经常向实习医生提问，是为了确认其对病情的理解和鉴别诊断的思考方法。

我提问的时候，一开始都尽量问些模糊的问题，比如“你怎么看？”你们怎么回答都可以，因为并没有期待你们能说出正确答案。但是通过观察你们最初的反应，我可以判断出你们考虑问题的深度。这其中，既有让我觉得“你做得不错嘛”的实习医生，也有让我感到“你到底在想些什么啊”的后辈。

“也就是说，您在试探我们吗？”

对，就是这个意思。虽然我不会把我的看法说出口，但会依据你们回答的水准来问出下一个问题。我会对优秀的实习医生给予相应的指导，而对水平较低的实习医生给出一般的教导。如果不这样 tailor-made（因材施教）进行指导的话，就不能体现指导医生的作用了。

如前文所述，对水平较低的实习医生也应当采用客卿的方式进行教导。通过不断的提问，想方设法让其自己说出答案。这种思维上的协助叫作评估（Assessment），是我所追求的实习医生教育。如果采用教学的方式对这类实习医生进行指导的话，是绝对出不了成果的。

对优秀的实习医生用教学的方式指导就够了。从某些层面来说，作为指导医生就省劲儿了，而相应地对他们也少了些关爱。教起来费事的孩子得到的照顾会比较多，这也是人之常情吧。

“老师，我属于哪一类呢？”

你觉得呢？这个问题你自己应该最清楚吧。

但是，对教起来费劲一点儿的实习医生而言，改变提问的方式，最终也会让他自己得出答案。因此，其实你们实习医生自己也清楚，在“存放知识的抽屉”中一定有答案，只不过忘记这个“抽屉”放在哪里了。

通过改变问题，把你们引导到相关“抽屉”附近，让你们想起（Remembering）这个地方。若是这个“抽屉”已经生锈、难以打开的话，就再进一步更换问题，让你们亲手打开它。让你们自己把答案找出来，这一点很重要。

要想唤起沉入泥沼的记忆，光靠自己一个人苦苦追寻是不行的。需要有个人来搅动泥沼，去除堆积起来的淤泥，让你快速找到答案。也就是说，要由客卿来帮助你回忆。

教会你们在已掌握的知识中寻找答案，这就是我们指导医生的职责。感觉我们就像猜谜节目的主持人！但是，实际操作起来是非常费时费力的。因此，很多指导医生比起客卿更愿意采用教学的方式来指导。这样一来，过不了几天实习医生就把这些知识给忘了。为了提高实习医生的学习能力，客卿是很有必要的。

当然，开放性提问的方式也可以用于对患者进行提问的过程中。

10　指导医生的作用

前面提到过，指导医生的职责不是告诉。

我们的工作是让你们自己说出答案，而将之付诸实践需要花费时间：不能立即作答，等待需要时间；转换问题等待你们回答，也需要时间。性子急一点儿的指导医生觉得麻烦，“干脆把答案都告诉你吧”，这样一来就变成了教学。

事实上，正是在得出答案之前的问题回答、讨论，慢慢培养出了“医生头脑”。此外，我们还会通过展现我们工作的样子，以及与患者的接触方式，教会你们与患者进行交流的方法。

不过千万别想岔了，学习是你们自己的事。你们自己首先要做到扎实学习，我们指导医生的作用是弥补你们的不足之处。想象一下你们三年后或者五年后的样子，总有一天你们也会成为指导医生，要去指导跟你们现在一样年轻、不成熟的实习医生。

门诊也好，检查也罢，我们自己动手肯定比交给你们去做要来得迅速、顺利。但是考虑到要培养人才，只能相信你们，放手让你们去做。而且还要找机会称赞你们……但是目前尚未找到。

这样的守护用别的词汇来表达，就是“爱”和“疼爱”。医疗也好，教育也好，本质上都是一样的。这种对你们的认同、肯定、赞扬好像叫作“正面出击（positive stroke）”。不过在医学范畴 stroke 一词是指脑中风。

学习者如果对自己的某个行为结果感到满足，再发生类似情况时就比较容易采取相同的行动。桑代克（爱德华·桑代克，美国心理学家、实验动物心理学创始人）把这一现象叫作“效果法则（law of effect）”。成功的体验能够促使人成长。

有的时候，我们指导医生对你们或许只是在尽工作上的义务，而你们要提交能令自己满意的实习答卷。所以，各位一定要好好努力。

“好的。”

医生是一份好职业，拼命学习，磨炼技术，治好疾病就能

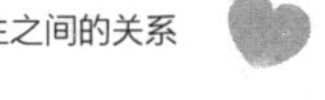

收获喜悦。而这份喜悦又能化为动力，让你成为更优秀的医生。但同时，这份工作也伴随着一份沉重的社会责任。

如今的临床实习课程有重视经验的倾向。但我认为，处于实习阶段的你们还要学习一些与之同等重要的其他内容，比如“当医生的精神准备”和“伦理道德观”“医生的奋斗目标”以及“如何与患者交流、产生共鸣（Empathy）”等。

相遇即是缘分，我会竭尽全力地指导你们，纠正、矫正你们不对的地方。当然，有时也会高高在上地教育你们。

你们可以向我学习，也可以看着我工作，还可以把我当作反面典型。你们要好好地描绘和探索你们心中理想的医生形象。

11 Mentor（指导者）

良医背后总有一个好的指导者。

“……这么说来，老师您是良医吧？”

这个问题很犀利呀。不予以肯定，但至少我希望自己是。

我心目中最好的指导者是江别市立医院的副院长阿部昌彦老师。

阿部老师是大我四岁的大学学长，当时任利尻岛国保中央医院的院长。虽说是一院之长，但当时一共也就只有三名医生。我的某些说话方式就是受了阿部老师的影响。比如穿插一些容易理解的比喻，让对方体会、领悟这样的说话方式。他是一位非常优秀的老师，也很有人格魅力。其知识面和人格都是我无法企及的，在我心里一直把他当作师傅。

除此之外，我还有好几位指导者，正因如此，才成就了现在的我。

“故事和隐喻都是很棒的教育素材。这些素材只有与患者的生活、世界密切相关才能产生效果。”

——《医生的规则 425 医生的心得文集》

福井次矢译（南江堂）

两年后，我就任利尻岛国保中央医院的院长，当时心里的目标是“要成为像阿部老师那样的院长”。但是，一周不到，我的理想就崩塌了。我感觉自己肩上的担子太重了，我跟老师之间的差距太大了。

三十岁左右的青年医生来当院长，而周遭几乎所有的职员都比自己年长。没有受过如何当好一个院长的培训，怎么可能做得好呢？我才刚厘清如何做好一名医生的头绪，院长一职对于当时的我来说担子太重了。

之后，我苦恼了很长一段时间，不知道该如何去做。得出的结论是，我不应该去模仿阿部老师，而应该做出自我。或许我无法与阿部老师匹敌，但我的目标是以我的方式来干一些创造性的工作。

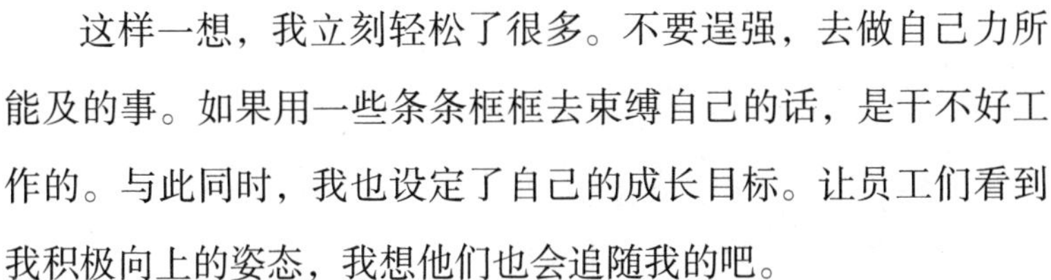

这样一想，我立刻轻松了很多。不要逞强，去做自己力所能及的事。如果用一些条条框框去束缚自己的话，是干不好工作的。与此同时，我也设定了自己的成长目标。让员工们看到我积极向上的姿态，我想他们也会追随我的吧。

有一个词叫作 Early exposure（早期暴露），早期就委以重任或许是很重要的。

“为什么呢？”

不因为难度高而放弃，而是想着该如何去完成，这样不仅可以培养一个人的能力，还可以促使其对更多的事产生兴趣，或者说会带来更多的课题。这样一来，人的胸怀就会变得更加宽广。这对诊疗患者也很有益处。当然，这也存在适不适合的问题。

“我不太适合。”

对不适合的人或许没什么帮助，但是 Early exposure 对适合的人还是有用的。

信州大学的精神科教授吉松和哉先生，在其著作中提到“在医生的实习课程中，加入体验三年时间的院长（或者某医疗部门的管理负责人）这样的必修课程，会比较有意义”。我认为医生应该有多样化的经历和价值观，这对医生的职业生涯肯定是助益的。

此外，始终怀揣梦想也很重要。为了实现自己的理想，要不断在心里描绘蓝图（Grand design：预见未来的、大的构想）。

为了改善利尻岛医院的医疗状况，我心里曾有三个理想。当时觉得很难，认为实现它们要花十年左右的时间。而实际上最后只花了两年半的时间就全部实现了。这些理想以及个中辛苦，我再找其他机会告诉你们吧。

我把阿部老师当作奋斗目标，同时也希望自己能成为晚辈后生的目标。希望将来有一天，当有人问起“好的指导者是谁”的时候，你们会回答是西野老师。为此，我会诚心诚意地教你们知识和技术，教你们“为医者当如何”。

“拜托您了！”

12 恩情要成倍还

这家店好吃吧？已经醉了呀，那么今天就到此结束吧。

“多谢款待！”

前辈请晚辈吃饭是理所应当的。我以前也跟着前辈出去喝这酒，还曾说过“将来一定会报答您”之类的话。结果被前辈训了一顿：

“你要感谢的话，就去对你的晚辈做同样的事，不要感谢我，我也是这样过来的。恩义是在前辈和晚辈之间传承的。”

因此，为报答前辈请我吃饭的恩情，我要请你们吃饭。从某种意义上来说，我是在你们身上先行投资。而且，我不单单是施恩于你们，你们也同样要请你们的晚辈吃饭。也就是说，

我相当于也请了从未谋面的你们的晚辈吃了饭。如此一来，这份“善意”或者“恩情”就成倍增长了。你想啊，晚辈不止一个人吧？我的前辈，他的心意现在已经传达给了几百人，这样一想心里会感觉很温暖吧？

有一次，我和出版社的人一起喝酒。他是我的老乡，曾经参加过在北海道大学的青年徒步旅行社团，是一名登山爱好者。职业不同，也不算是招待应酬。原本是打算 AA 制的，但被训了同样的话后，最终还是他请的客。他豪爽地说不能让晚辈出钱，即使是初次见面，小了一岁就算是晚辈了。之所以有如今的我，是托了很多未曾谋面的前辈们的福。

从某种意义上来说，这与教育也是相通的。我们现在“指导”“教育”你们，为你们无偿地奉献，而你们将来也会去指导你们的晚辈。通过这样成倍的传承，会有越来越多的晚辈继承先人们的知识、技术和精神。

我现在的指导，或许将来会传递给数十人，甚至数百人。因此，我必须认真地教导你们。

语言的力量

人只有通过语言才能将所思所想表达出来。“心领神会”只存在于理想中，它并不现实。

语言不仅具有治愈功能，有时也会伤人。如果把语言比作针尖或者刀刃的话，它既能成为治病救人的有用工具，也能变成伤人的凶器。忽视语言的作用，你将无法传递你的内心。

试着通过话语来表达你的心意。然后，想想这段话语是以自我为中心的，还是为患者考虑的，两者的说服力是不一样的。

把你的心意融入你的语言中去吧，听到的人一定会得到安慰的。尤其是对第一次接触的患者，一定要注意措辞上的选择。

13　寒暄

早上好！

“老师早上好。”

声音太小，早上要大声地打招呼。一大早脑袋和身体还没有完全醒过来吧？可以通过刻意大声地打招呼来为自己鼓劲，

让自己今天一天能够好好努力。

不仅对医生，对护士、办事员、不认识的患者、保洁人员等都要打招呼。即使对方没有跟你打招呼也没关系，打招呼是为了调动自己的情绪。来大声地说说看。

早上好！

“早上好！”

……要用敬语吧。

“啊，对不起。”

没关系，不用敬语也行。

和不知其名的保洁大叔大妈们打招呼，次数多了他们也会主动跟你打招呼的。我平时走路很快，但会跟擦肩而过的人打招呼，对方注意到的时候只能看见我小小的背影了。对方先跟我打招呼的时候，一般都会注视着我，等我走近的时候向我鞠躬问候：

“您早上好！”

明明就这么短短的一句话，却能让我的内心感到温暖。

寒暄必有回报，你们有没有听过这句话？

“应该是‘好心必有好报’吧？”

就是这句，意思稍微有点差异。

站在患者的立场来看，比起说话细声细气、毫无朝气的医生，他们更愿意让能够带来活力的医生看病吧？

“是的！”

对，就要这样大声回答。今天也要加油哦！

14 日语是模糊暧昧的

我们来看下一个患者吧。护士为我们听取了患者的主诉，患者说“肚子疼”。那么，你将如何从这名患者那里问出信息呢？

“你昨天有没有吃什么不好的东西啊？”

“不好的东西”你觉得会是什么？

“啊？问我我也不清楚啊……比如生食。”

过期食品？或者考虑食物中毒？

“啊？呃……”

你自己回答不上来的话，患者想回答也回答不上来。如果患者这么反过来问你，而你的回答语无伦次的话，患者就会对你产生不信任。

一开始的时候，不要问患者模棱两可的问题，要给出具体的选择项，让患者能够简单地用“是”或者“不是”来回答。

吃生鱼片了吗？生鱼片也要问出具体的鱼的种类。是金枪鱼、乌贼、秋刀鱼，还是青花鱼等等。如果是肉的话，要问清是猪肉、牛肉还是鸡肉？是不是食用的半熟肉？如果患者情绪稳定的话，可以尽量让他多说一些信息。

提问也不能都是用“YES”或“NO”就可以回答的问题。要让患者能够自由地回答问题，这叫作“开放性提问”。当然不能提一些诱导性质的问题。重要的是运用技巧让患者将自己的想法传达出来。当然，如果问题过于开放也会变得不好回答，因此，要尽量问一些易于回答的问题。

“尽量详细地询问饮食状况有助于下诊断。要仔细询问过去三天的饮食内容。”

——《医生的规则 425 医生的心得文集》

福井次矢译（南江堂）

例如，向初次来院就诊的老奶奶询问“今天怎么来了”时，她可能会回答“啊？哦，我坐公交车来的”。这不是笑话，而是真实发生过的事。

要想真正获取信息，就必须问出相应的具体问题，比如“今天感觉到哪里疼吗？”“感觉不舒服吗？”或者“有没有反胃的感觉？”等。那么，这些用英语应该如何表达呢？

“I don’t know.”

Can I help you？

回答没有错吧？

不仅仅是你们，最近有许多年轻人不会使用日语，表达模棱两可，句尾含含糊糊什么的。这个“什么的”有很多人使用吧？近来日语被乱用的表现之一就是，在缺乏自信时常常用“姑且”啦“似乎”啦之类的“模糊表达”。

在患者面前不要摆空架子，你真诚地去面对他们，自然就会说出恰当的话语。这点素养你们应该有的吧？

同时，也要注意对患者的称呼方式。为了体现亲近感而随意称呼患者“奶奶”的话，对方可能会生气地说“我可不是你奶奶”。如果和患者熟悉了，这样称呼也是可以的，但是在第一次接触的时候，最好以其姓氏“××女士”来称呼较为妥当。

此外，包括我在内的很多医生，在跟病人说明病情的时候，喜欢用“没有问题”这句话。而患者会解读成：

“问题是指什么？难道怀疑我得了癌症吗？”

因此，我们要用“没有异常”来正确地表达。

事实上，把日语换成英语，其中的模糊暧昧就显而易见了。

刚提到的“No problem（没有问题）”就不如“Normal（正常）”容易理解。而且日语习惯省略主语，虽然我们在对话中能够理解主语是什么。

日语最麻烦的地方，在于句尾的否定大逆转。英语的话，一开始就否定很容易让人理解，比如“Nobody knows（没人知道）”。但是，日语不听到最后就无法判断整句话的意思。再加上日语连词很多，句子很长，强忍着听到最后，结果来了一个“……并非”这样的否定，简直忍无可忍了吧？

与患者之间的交流跟与朋友聊天不同。为了让对方能够正确理解你的意思，不要让其紧张到最后，要简洁明了地将你的意思传达给对方。你们要牢牢记住这一点，因为与患者的交流是医疗的第一步。

“要使用正确而简洁的语言。”

“口头的病情说明要控制在五分钟以内。如果超过五分钟，就说明你自身理解得不透彻。”

——《医生的规则 425 医生的心得文集》

福井次矢译（南江堂）

15　语言是把双刃剑

这张 CT 片的检查结果为大动脉周围淋巴结肿大，不是慢性胆囊炎，应该考虑是胆囊癌。同时，也要考虑胰胆管合流异常的并发症。

“咦，骗人的吧？”

……我说，为什么我这个指导医生要骗你们啊。我在教你们，你们应该感谢我，怎么说这种话？

“呃，对不起。不小心把口头禅说出来了……我很抱歉！”

我没有生气，经常听到你这么说，我知道那是你的口头禅。实习医生中还有人常对我说“是真的吗？”都属于同一类。感觉似乎是我在捉你们的话把儿，但是你们仔细想想这些说法，相当失礼吧。

大概说这些话的人只是想委婉地表达“我不知道”，但对方会觉得“我好心好意告诉你，你怎么能这么说”。如果现实中，社会经验丰富的患者和你们初次见面并被你们这些毛头小子这样说的话，会是什么样的感觉？

“也是啊。”

我想，这也反映出一系列的问题：你们还没有脱掉身上的学生气，还没有意识到实习医生也算是一个社会人，还没有进入“医师”这个专业角色。

在医疗范畴，“语言”是非常重要的。“语言”既是治愈疾病的良药，也能成为害人的毒药。医生的一句话可能会夺走患者的希望。虽然不是很明显，但有可能会在不经意间演变成职权骚扰（power harassment：日本厚生劳动省将职权骚扰定义为，凭借自身地位、专业知识以及人际关系等职场优势，超出正常业务范围给人造成精神和肉体痛苦，或恶化职场环境的行为）。

我不是以上司自居，只是希望你们作为社会人能有最低限度的常识。一次两次我会提醒你们，但是不要每次都要我来提醒。如果是社会人的话，重要的事情别人提醒一次自己就应该纠正过来了。

一句无心之言所产生的误会，会给患者带来很深的伤害。患者即使受到了你话语的伤害，或许也不会说什么，应该说更多的时候不会说什么。但是，不能因为他们不说你就不知道。你们一定要认识到“沉默的大多数（Silent majority：保持沉默的大多数人。但是，他们绝不是表示认同）”的存在。

“如果你无意间伤害到了别人的感情，你要为你的无礼而道歉，并且记住不再犯……不久以后，任何人都能彻底克服这个毛病。”

——《医生的规则 425 医生的心得文集》

福井次矢译（南江堂）

一个人的语言反映了他的想法，如果语言表达不合适，也就意味着这个人的想法幼稚而拙劣。即使事后为自己的话语进行辩解“不要误会，我不是这个意思”，也只能表明你考虑不周，不能很好地避免误会。

因此，医学知识的学习很重要，看书、读报、写文章，掌握好一般的社会常识也很重要。医生大多都是理科出身，但实际工作中常常要求用到文科的技能，这一点你们已经感觉到了吧？

也正因如此，才会要求你们好好努力，磨炼自己。

“语言是医生最最重要的手段。你们要认识到其重要性，并学会高明的使用技巧。”

——《医生的规则 425 医生的心得文集》

福井次矢译（南江堂）

“请注意你的思考，因为有一天它会变成你的语言。

请注意你的语言，因为有一天它会变成你的行动。

请注意你的行动，因为有一天它会变成你的习惯。

请注意你的习惯，因为有一天它会变成你的性格。

请注意你的性格，因为有一天它会变成你的命运。”

——修女·特蕾莎[6]

在医生的世界有很多怪人。在一般社会里，“有点不一样的人”可能占了 5%，而在医生的世界里占到了 20% ~ 30%。这不是我个人的感觉，我经常问 MR（Medical Representative: 医药代表）同样的问题，他们一般都会笑着说“这种事我不能说啊”，这代表认可了。

你们不要进入这 20% ~ 30% 的范畴中去，我所教的实习生是不允许给人以怪人的感觉的。

“好。”

“有难对付的患者，也有难搞的医生。不论信与不信，我们都是属于同类生物（人类）。”

——《医生的规则 425 医生的心得文集》

福井次矢译（南江堂）

16 细微的差异

说话的方式不同，给予听者的感受也不一样。反正同样都要说，当然是让人听起来舒服一点儿比较好了。能听进心里去的话，一般都是听起来顺耳的话。

“明快的话语会让耳膜也跟着欢快地律动起来。”

——《IQ84 Book2》村上春树（新潮社）

善于动脑才会说得好话，话说出口之前，要先仔细推敲一下，站在听话人的立场上，将其 sophisticate 成听起来舒服的话。

“老师，我想问一下！ sophisticate 是什么意思呢？”

“使其老练”的意思，记住它对你们有好处。不过，原本这个词好像也有“失去纯真”的意思。这样一来，或许会让你们变得世故，这有点儿麻烦啊。算了，这样也行吧。

欢迎你们随时提问。不懂装懂是罪过，有句话叫“出门在外不怕丢丑”，实习期间要毫不犹豫地暴露自己的无知。

但是，不要用“不是……的嘛”这样断定的语气，而要改成“我认为……您觉得呢？”这样委婉的表达，这会让对方更容易听进去。

再者，自己犯了错回答“对不起”的时候，最好换成“谢谢”。在英语中也经常这么用。影片中，日本人觉得应该道歉的场景，英语往往回答“Thank you”。这是在表达“感谢你指出我的错误，并给我改正的机会”之意。一点点用词上的差异，加入一些情感的表达，就能变成高明的对话。

听到别人问你“你知道吗”的时候，在回答“我不知道”的同时，要加上“我以后想要好好学习”这样的表达，因为这会给人以积极向上、孺子可教的感觉。反省自己的才疏学浅，向对方表明自己有一颗好学之心，这是很重要的修养。而这些如果你自己意识不到的话就无法做到。所以重要的是，你们要有不断提高自我的意愿。

“谢谢老师，我会努力的。”

（竖起大拇指，“很好！”）

“语言是医生所拥有的最重要的手段。你们要认识到其重要性，并学会高明的使用技巧。”

——《医生的规则425 医生的心得文集》

福井次矢译（南江堂）

从医者的心得

你们即将跨入医疗界，希望你们能牢牢记住这一点：在医疗中，如果施诊者的想法与受诊者的内心不能产生共鸣的话，医疗就不成立。

17　医疗是服务业吗？

提一个问题，医疗行业是服务业吗？

Yes or No？

“不是很明白，感觉是不一样的。”

是的，医疗绝不是服务业。

我每次都会问实习医生这个问题，但是几乎没人回答两者是不同的。他们大概觉得医生也在舍己忘我地为患者工作，与服务业并没有什么不同吧。你不这么想，说明你很有骨气啊！

当然，在人前这么谦虚地讲是可以的，但在心里千万不能这么想。医疗是事关人命的、专业性极高的、受人尊敬的职业，不是任何人都能胜任的。

我并不是说工作有贵贱之分，但将年收入 3000 万日元以上的大美容师、年营业额数亿的 IT 企业的老总等的工作，与医生的工作同日而语，我是不能接受的。

我们医生的收入远不能与之相提并论，尤其是当班医生每天的工作时间几乎都超过了 12 个小时，而且都是不算加班时间的“免费加班”。

与私人医生相比，我们的工作量要大很多，收入要低很多。既要值班，夜间还经常被叫去医院。同时还要做学会的总结、汇报等。平均下来每周的工作时间为 90 小时至 100 小时之间。很多医生在无偿地奉献自我，并且已经习惯成自然。

我们既没有丢弃这份职责，也没有觉得不满，你们觉得是为什么？

“是责任感吗？”

对，也可以说是使命感。这个工作不是随便什么人都能胜任的，只有我们能做。患者依赖我们，我们不能辜负他们的托付。这个责任感是驱使我们工作的动力。对薪水少、劳动时间长感到不满的人，或者承受不住这份重大责任的人，应当考虑换个工作。医生也有各种不同的工种。

据某项调查显示，将医生与一般公司职员的薪酬做比较，大学毕业刚工作时医生的薪水要高些，但是由于医生几乎没有加薪，所以到了 40 多岁的时候，一般公司职员的管理岗的工资会更高。有些公司的管理岗加班少，暑假、年末年初的时

候能够连休10天的假期。而医生到了40多岁还是几乎没有假期，免费加班也是常态。每月还有几次值班，夜里还常常被叫去急救。

这样一来，换算成小时工资的话，肯定公司职员的薪水更高。医生的待遇没有世人所想的那么好。因此，医生需要能够持续工作下去的动力。

或许有人会说，医疗业属于服务业。说这种漂亮话的大概是管理者、评论家等从事较为轻松的工作的那些人。如果拿同样的问题去问急救人员或者值夜班的护士，我想没人会认同这种说法。

医疗不是服务业，是有着服务精神（奉献精神）的职业。医疗行为不是很困难的事，你要做的只是设身处地地为他人做"他希望你做的事"。设想在自己的父母或者亲人生病的时候，你会为他做怎样的诊断和治疗？只要将之付诸实践就可以了。把这个理解成奉献精神也不是不可以。

此外还要再加上一点，那就是要为患者祈祷。医生不能治疗、管理任何疾病。虽然祈祷有点不科学，但是有这样谦和的心是非常重要的。所以，即便不是神职人员，我也希望你们能为患者的好转而祈祷。

以下内容摘自《养生训》(7)。

医生是一份伟大的职业。

在其他行业，即使技术不行也不会害人性命。

但是，医生技术的优劣却会直接关系到人的生死。

为助人而掌握的技术，如果夺人生命就一无所用了。

礼记曰：医不三世 不服其药

子孙若有为医之才，可让其继承家业。

所谓三世，不限于父子孙，师兄弟亦可，若有三世相传，将有大的发展。

我做出成就，并将之传授给你们，再下一代之后，医学界肯定人才辈出了吧。我就是边做着这样的梦，边教导你们的。

“作为医生要有自豪感，但切记不可傲慢。”

——《医生的规则 425 医生的心得文集》

福井次矢译（南江堂）

18 Customer satisfaction（顾客满意）

我们医院有一个 CS 科，你们知道是什么部门吗?

“不会是卫星广播吧……”

当然不是了！

是 Customer Satisfaction（简称 CS），译作顾客满意。

东京迪士尼常常被拿来做范例。它们提供给顾客沉浸在假想世界里的乐趣，来到迪士尼的人（Guests）会忘记时间和年龄，尽情地欢乐。在商业的世界里，这个 CS 是服务精神的根本。

但是，这其中还有一个前提概念，那就是“Customer loyalty（CL）”，翻译过来就是“顾客忠诚度”。“要玩的话必须去迪士尼”“下次，下次的下次还是要去迪士尼”之类的顾客想法就是 CL。

将这个概念用到医疗领域，结果就会变成“Patient satisfaction（患者满意）”和“Patient loyalty（患者忠诚度）”。

患者对我的诊疗感到满意。为了找我看病他会等上两个小时、三个小时。如果我休息的话他就会说“那我下次再来”。患者这样说你会很高兴吧？你希望他们这么说吧？

“是啊。”

为了回报患者对我们的信任，我们也要诚心诚意地对待他们。人与人之间要坦诚相待。如果我们能让患者理解、感受到我们的诚意，他们就会表现出对我们的信任（loyalty）。但是，得到了患者的信任以后绝不能变得自负、自大。要明白，患者随时有权弃我们而去。我们与患者要互相鼓舞（Inspire），维持信赖关系。

日本人细心周到、善于为他人着想。或许正因如此，这样的医患关系（Compliance）才能在日本实现吧。

我在内窥镜检查部门也导入了 CL。

内窥镜医生的专业意识在于给患者提供无痛苦的检查，并且获得患者“只接受医生你的检查”这样的信赖。

你们一直在我身边，我想你们应该清楚，我在做内窥镜检查的时候，从不给患者用安眠药，患者即使在清醒的状态下也感觉不到痛苦。我采用经鼻细径内窥镜，经口腔插入为患者做检查，患者在检查过程中没有打过一次嗝儿。以前接受过我检查的患者，会对我说“你的检查是迄今为止我感觉最舒适的”。

“确实如此。”

即使是初次接受此类检查的患者也没有说“难受”的。

“是的。”

这是因为我使用了“Oriented endoscopy（事前说明和过程中诱导的内窥镜检查）”。

详细做法以后再介绍，对消化内科的医生来说，内窥镜检查不是“检查”，而是“诊疗”的延伸，应该让患者每年都愿意来接受检查。因此，不给做内窥镜检查的患者带来心理阴影（Trauma），是内窥镜医生必备的素质之一。内窥镜检查对于患者来说，不管做过多少次都觉得“害怕”，是真的不愿意做的检查项目。又有多少医生能够理解，并且真诚地面对这个呢？

我在做实习医生期间，也接受过旭川医科大学第三内科的并木正义教授（已亡故）的教导。你听说过并木教授吗？

“不知道。”

也是啊，你们之间已经差了两辈人了。并木教授是内窥镜

检查领域的先驱之一，在心身疾病领域也有很深的造诣，是一位非常受人尊敬的医生。

他曾经严厉地教导过我“能掌握内窥镜技术的人，必须是能够治愈患者内心的人”。

近来，由于经鼻内窥镜没有痛苦，很多医生和患者都选择用这种内窥镜来做检查。但是，我认为要缓和内窥镜检查的痛苦，光靠经鼻内窥镜的纤细和咽部刺激的减少是不够的。事实上，即便用了经鼻内窥镜还是有不少患者感到痛苦。我认为造成内窥镜检查痛苦的最大原因在于“患者的不安和恐惧”。

为什么在我的 Oriented endoscopy 中，患者不觉得痛苦呢？那是因为，我是在消除了患者的不安和恐惧之后才开始做检查的。

“是的！接受检查的患者们也很吃惊。”

因而在检查结束以后，当我对患者说“明年也要做胃镜检查哦”的时候，他们会立刻回答“好的”。而且还要加上一句“前提是医生你帮我做”。

这就是所谓的“Customer loyalty”！不变的忠诚之必要条件是什么？

“以诚待之。”

变聪明了呀。

“谢谢您。”

19 One and only（独一无二）

“One and only（独一无二）。”

对于患者来说医生是独一无二的，请记住这一点。

早餐吃了吗？

“还没有。”

医生要应对诸如救治急救患者等突发状况，不知道什么时候才能吃上饭，所以早餐一定要吃。一天的工作要张弛有度，饿着肚子还怎么工作呢？注意不要因肚子饿而变得急躁，从而影响到诊疗的质量。要管理好自己的健康，不要在患者面前流露出身体或者心情的变化。我说的意思你们明白吗？

“明白。”

重点是我们常说的“一期一会（意指一生的时间里只和对方见面一次，因而要以最好的方式对待对方）”。

这句话据说原本是在茶道中悟出的道理，意思是“坐在一起这样喝茶的机会，或许一生只有一次，所以主人也好，客人也好，都要以诚相待”。

给患者看病也是同样的道理，每一次诊疗之间的差异比茶会还要大吧？

“虽然也能这样说……”

难以理解吗？那就具体来说说吧。

例如门诊的时候，比较一下给早上第一位患者看病，和给下午最后一位患者看病之间的差异。最后一位患者来的时候，你正处于疲惫且饥饿的状态，能像早上对第一位患者那样进行诊治吗？

“从医生的角度来看，眼前的患者也许只不过是当天100位患者的其中之一。而在患者看来，与医生往往是一对一的关系。因此，希望你能站在每一位患者的立场上，认真地对待每一次诊疗。”

这是在我刚当上医生，回到故乡成为北海道的一名职员时，一位政府工作人员对我说的一段话。

仔细想想确实如此，我诊治100名患者，而患者只接受一名医生的治疗。对医生不满意，生了气，有时也就那样回去了，因为一般情况下不能更换医生。

如果你是患者，让你选择看病顺序的话，早上第一个和下午最后一个，你会选择哪个？

“还是早上第一个好。”

是吧？然而，我们还是应该将紧张感保持到最后一刻，努力以同样的状态来为每一位患者诊疗。这就是医生的专业精神。

所谓武士不露饿相，即使肚子空空如也也不能让人看出来，因此门诊医生时刻处于精神紧张状态，非常疲惫。何况我的门诊病人一天能达到60人至80人，我连上卫生间的时间都没有。从早上9点一直到下午2点至3点，真是疲惫不堪。但是，既然患者一直很有耐心地等我到最后，我就必须认真对待他们。

前面提到的给我训示的政府工作人员，大概是一位股长，言语上略有些带刺，一下子就扎进了刚当上医生的、稚嫩的年轻人的心里。不过，当时稚嫩的我也懂得了这番言辞的重要性，至今仍反映在我的行动上。

“不忘初心。”

在考虑自己该做些什么，该为患者做些什么的时候，只要设身处地地站在对方的立场上去想，就一定能找到答案。

“防止医疗过失发生的最好方法，就是与患者保持良好的关系（rapport），以及毫无保留的坦诚。”

——《医生的规则 425 医生的心得文集》

福井次矢译（南江堂）

20 Translator（翻译）

有个词叫口头治疗，你们知道它的本意吗？

“是指病情说明吧。”

和你们一样，很多医生都是这么认为的。这是一个带有公民权色彩的词汇，在医疗世界里护士们也经常使用。这个词源自于德语“Mund therapie”，意思是用语言来治疗，通过病情说明来治愈患者的内心。也就是说，治疗的方法不是药，而是语言。

实际上，原本德语中似乎并不存在这个词汇。这个词好像

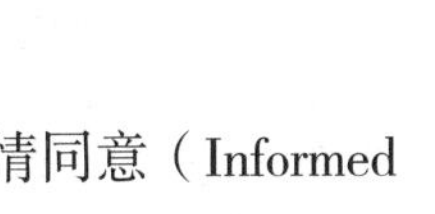

是日式德语词汇。因此，今后我们还是使用知情同意（Informed Consent 简称 IC：在接受并认同医生说明的前提下，患者根据自己的意愿来选择治疗方案）这个说法比较好。

那么，你们觉得我刚刚对患者进行的病情说明怎么样？

“非常通俗易懂。”

是吧？

我几乎不怎么使用医疗专业用语。我会变换表达方式，一般至少要解释两遍，虽然这样有点啰唆。患者很多时候会“嗯嗯”地点头，但其实他并没有听明白。因此，我觉得解释两遍他们能听懂一半就可以了。

有研究表明，人仅靠耳朵听大约能掌握 10% 的信息，靠阅读大约能掌握 20%，而边看边听大约可以掌握 50% 的信息。所以即使你觉得自己解释得很认真很仔细，也不要期待对方 100% 能够接收。

“我都听明白了，我想大概患者和家属也全部听懂了吧。”

你是医生，你不能把你的理解能力和患者的同等看待！医疗要求极高的专业知识，对于一般的人来说是很难理解的，就像我们在听法语或者俄语一样。我们医生的职责就是解释得通俗易懂，让医学门外汉的患者也能够理解。下次我在进行“口头治疗”时，你可以一边听一边考虑一下，如果是自己来解释，你会如何进行说明呢。

最近，日本出台了一份报告，叫作《让“医院用语”变得通俗易懂的提案》（国立国语研究所“医院用语”委员会），目的是避免医生所使用的专业术语妨碍患者的理解和判断。这份报告已经在网上公开了，你们有时间可以查一下，上面介绍了这样的例子（以下为摘录的内容）[8]。

A. 因一般不为大众所熟知，希望转化成浅显易懂的日常用语的例子有肠梗阻、宽解、误咽、重笃、浸润、活检、预后、ADL。

B. 认知度较高但理解不准确，希望能有明确解释的例子有：

一、想要正确理解其意思的有胰岛素、病毒、炎症；

二、大致明白意思，想要进一步理解的有恶性肿瘤、淤血、化疗、既往病史、疗效、脑死亡、副作用；

三、与日常用语中的意思有差异，为避免混淆，有必要解释的有并发症、休克、贫血；

C. 有一些重要的新概念需要普及，希望能换种说法或给予简单解释的例子有知情同意、指导方针、诊疗计划表、QOL、临终关怀、初级卫生保健、MRI、PET。

在与患者或者家属进行病情说明（IC）的时候，要意识到有些用语虽然在医疗领域是常识，但患者是难以理解的。当然实际操作起来是很困难的。

日本“互助互爱医疗人权中心COML”将患者就医的心得整

理成《就医十条——你是“生命的主人、身体的负责人”》。这些心得医生当然也必须知晓（以下为引用）[9]。

一、将想要告知的情况做笔记备好；

二、说话要从寒暄开始；

三、你也有责任与医生构建良好的关系；

四、自己感觉到的症状和病历是你要传达的重要信息；

五、听一听医生对今后的预测；

六、要努力传达后来的变化；

七、重要的事情做好笔记；

八、不能理解的事情要多问；

九、医疗也有不确定和极限；

十、决定治疗方案的是你自己。

这其实就是在说，医疗必须建立在医患交流的基础上。医生要为患者考虑，患者面对医生也要敞开胸怀。你们要做好思想准备来回应患者的这些想法！

COML 机构当时的代表是辻本好子女士，在我还在利尻岛医院工作的时候，我曾经以个人的名义联络过她几次。当时，还收到了她的留言：“以后我要去利尻岛拜访您。”此外还附上了一句：“我一定会实现我的想法的。”

我两年半以后离开了利尻岛，最终也未能与她会面。但不知从什么时候起，我内心产生了有一天要见见辻本的想法。同时，也产生了必须要创造机会让她实现自己预言的使命感。

我们医院每月会召开几次会诊，我做了个策划，邀请辻本女士来做讲师。辻本女士百忙之中欣然接受了我的邀请，来到了我们医院。我向初次见面的辻本女士表达了我的感激之情，她直爽地回答道："我还是实现了我说过的话吧？"然后我们故交重温，开心地聊开了。

人与人之间的相遇会以一种什么样的形式展开，我们不得而知。正所谓"一期一会"，我们要珍惜每一次的相遇，对患者也应如此。

"要分清'告知信息之后的劝导'和'被告知信息之后的同意'之间的区别。"

——《医生的规则 425 医生的心得文集》

福井次矢译（南江堂）

※令人惋惜的是，辻本女士于2011年6月18日离开了人世，年仅62岁。她总是为患者考虑，为患者而奔走。或许也是因为她本身就是一名患者吧。我衷心地为她祈祷冥福。

21 病情告知

“老师，在刚刚的知情同意中，您一直未使用‘癌症’这个词。病情说明显得有些兜圈子，感觉大家有点摸不着头脑。这是为什么呢？我觉得直接告知‘癌症’会比较容易理解一点儿。”

或许是这样的吧，我是有意为之的。我是在最后说明“要进行化疗……”的时候，第一次用到“癌”这个字眼。然而，在此之前我的表述中出现了“就现在的病情来看治疗相当困难”“如果可能的话当然希望动手术，但是现在已经不能手术了”“已经转移到肺部和肝脏了”等话语，从意思上讲大家应该已经明白是“癌症”了。

我花费时间，仔细斟酌言辞，是希望患者不是从词汇上，而是从意思上来理解“这个病已经发展到了很严重的地步”，也就是到了癌症晚期这个情况。

“为什么要如此大费周折呢？”

只要患者能从意思上理解，即使不用直白语言，也能充分达到病情告知的效果吧？而且，患者及家属对“癌症”这个字眼比我们想象的要敏感得多。对能够进行治疗的患者一提“癌症”，他的脑袋立马一片空白，什么都听不进去了。就更别说是无法治疗的癌症晚期患者了，所以一定要考虑到患者的感受。这次的知情同意，花的时间并没有白费，你们看到大家都冷静地听到了最后，也理解了吧？

“是啊。老师，我想确认一下，对能够通过手术或者化疗治疗的患者，也要告知其病情的吧？”

那当然了。告知病情以后，病人多少会受到些打击，正是因为能够治疗才要告知其病情。我们要握着患者的手告诉他们，现在不是放弃的时候，我们会尽全力帮助他们一起努力治病。这样一来他们才会对治疗有所期待，对吧？

你们要把握好这些在教科书上学不到的，人心的复杂和人的微妙之处。你们要仔细听我跟患者之间的对话，了解知情同意的方方面面以及与患者的沟通技巧，这些都是很重要的实习内容。

“我明白了，谢谢您。”

22 谎言

你们必须要认清一点，谎言一般都是会被揭穿的。

也许当场可以掩饰或者逃避过去，但过后患者一定会明白过来，所以最好尽量不要撒谎。

但是，也有可以撒的谎。这种谎言在暴露的时候，会让对方感到温暖。它的目的一定是为对方考虑，而不是伤害对方。

而不能撒的谎，是被戳穿的时候会给对方造成伤害的谎言，它会破坏医患之间的信赖关系。想要瞒住谎言，则必须要用更多的谎言来掩盖。这样是不行的，是在自欺欺人。

一定不要用谎言来粉饰自己的无知，这是绝对不能犯的错。如果遇到不懂的地方，就老实地跟患者说，在下次诊疗之前好好调查清楚，然后再将结果告诉患者。

如果患者知道了你因无知而撒谎，你将会失去他的信任。而要想重拾信任是非常困难的，所以无论是为了患者还是为了你自己，都不能撒这样的谎。

我在给患者做内窥镜检查的时候，撒了一个小小的谎，你们发现了吗？

“没有。”

我告诉患者“空气进去了哦”，其实那时我已经把空气给抽空了。这是为了给患者以错觉，让其安心而撒的谎。某种意义上来说确实是“欺骗”，是“谎言”，但是能让患者变得稍微放松一点，后面即使被患者知道了，他们也不会受伤害，不会有损失。

要记住，不可以信口开河、随意撒谎，要做好被发现的思想准备，在这个前提下来考虑是否可以撒这个谎。

有时候谎言也是权宜之计。前几天在门诊，发生过这样的一幕。

患者是一位超过88岁的老奶奶，得的是肝门部胆管癌，身上还装有起搏器。考虑到其年龄，采用的是“BSC（Best Supportive Care：最佳支持治疗，指在终末期医疗中，不采用积极的治疗方案，而是优先考虑缓解患者的病痛、给予精神支持）”。她本人非常地有精神，脑袋也很清楚，而且好像还是步行来医院的，实在看不出她已经是如此高龄。

这位老奶奶在刚进诊疗室的时候就突然问我：“医生，我得的是癌症吗？”

“为什么这么问呢？”

“因为每月体重下降 2 公斤，已经全是皱纹了，我原来可有 70 公斤呢。”

原来如此啊，不知不觉间老奶奶已经来就诊 5 个多月了。原本富态的老奶奶现在变瘦了，体重跌到了 60 公斤以下。

“没事的，奶奶您以前太胖了，考虑到老年人心脏和腰腿的负担，体重还是轻点好，您不用担心。”

她后面还跟着陪同的女儿，我使了个眼色，诊疗结束以后送她们出来。

“如果发烧了请立刻来医院！或许会有点痛苦，但是得做胃镜来更换管子。”

“我讨厌做胃镜啊。”

“但是胆管很窄，放任不管的话会发展成黄疸的。不要说不愿意啊，为了健康活着必须要来更换。”

“我明白了。”

“您保重。”

有时诊疗也需要默契的配合。这与其说是撒谎，不如说是打岔来得更贴切一点儿。

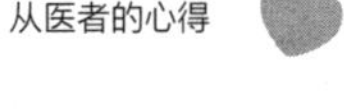

很多高龄患者都认为“癌症意味着死亡”，为了不让他们感到绝望医生要岔开话题。告诉他们不是癌症，还能活很久，他们就有了希望。这样的谎言是无伤大雅的吧？

“是的。但是，撒谎是需要勇气的吧？”

哦，你说得很对啊！确实如此，撒谎就意味着要对对方负责，所以千万不能信口开河。

医生和患者之间的羁绊

医生与患者之间的关系应该是怎样的？

这在教科书中没有提到。在商业类书籍中，涉及“How to”内容的书有很多，而医学类书籍大多是专业书籍，很少有涉及医患关系的。

医患关系，这是事关医学根基的大问题，不是过几年就自然会懂的。要从一开始就在心中描绘蓝图（Grand design：预见未来的大的构想），然后一点点地去实现它。

资料：关于病人权利的 WMA 里斯本宣言（1981 年通过，2005 年修订）[10]

序言

医生与病人之间的关系，或者广义上说与社会之间的关系近年来发生了显著的变化。医生要本着自己的良心、从患者的最佳利益出发做好本职工作，与此同时也要为保障患者的自律性和正确行为而努力。

医生以及医疗工作者、医疗组织都要认识、维护患者的权利，并且共同承担这一责任。如果法律、政府的措施，或者其他任何的政策、惯例存在否定患者权利的情况，医生要采取适当的手段来保障乃至恢复患者的权利。

1. 享受优质医疗护理权；

2. 自由选择权；

3. 自主决定权；

4. 无意识的病人；

5. 合法的无行为能力的病人；

6. 程序与病人的意志相抵触；

7. 知情权；

8. 保密权；

9. 健康教育权；

10. 受尊重权；

11. 宗教信仰权。

23　所谓的主治医生是谁

你们知道在糖尿病领域非常著名的顺天堂大学的河盛隆造教授吗？

“不知道。”

他是位非常有名的医生，我想你们一定看到过他的长相，或者读过他的文章。以前我曾经听过他的现场讲座。虽说是很多年前的事了，但我至今仍记得他演讲的内容。

“糖尿病医生的最终目标不是治愈患者，而是让患者成为自己的主治医生。”

你们明白吗？

例如，糖尿病患者即使有遵照医嘱好好服药，但如果因吃零食或者蛋糕导致血糖增高的话，治疗就没有效果了吧？所以关键是要让患者自己明白“不能吃”，医生仅仅给患者开药和胰岛素不能算是治疗。

不过，有些患者即使与朋友一起吃了点心，还是会在医生面前说“我没吃”。我虽然心里清楚这一点，却并不会去揭露他，因为只要一验血就一目了然了。如果体重增加了的话，情况就肯定不好了。患者在跟医生汇报时，总是想装好学生，这点我们也无可奈何。如果患者不能做好自身的健康管理，就不可能真正地病愈。因为患者看医生的时间也就短短的 5 分钟、10 分钟，与距离下次复诊的一两个月的日常生活的时间相比，只是一瞬间而已。

疾病需要每天不间断地治疗，如果平时的生活没有规律，就不能算真正意义上的治疗。医生要做的不是天天督促患者，而是让患者意识到健康是自己的事，让他自己真正想要“好起来”。

24 爱的鞭策

我会称呼患者为“患者先生”，但绝不会称呼其为“患者大人”。

为什么要在医院里用平时用不到的称呼方式？这样反而见外了。

我比任何人都想治愈患者，我认为好的医疗应该做到拉近与患者之间的距离。正因为如此，我会训斥不能坚守治疗目标的患者，虽然我脸上是挂着笑容的。

比如，当糖尿病患者或者脂质代谢异常的患者体重增加的时候，我会教育他们为了自己的健康要遵守与医生的约定。如果认为在医院治疗就是医生的事，那是你想错了，因为健康管理是患者自己的责任。

你觉得这个时候患者会怎么做？一般他们都会承认是自己的错，然后向我道歉。

我经常跟患者做约定，告诉他们我会不惜一切协助他们治疗，但恢复健康是你自己的事情。当你付出了努力却没有恢复健康的时候，我会给你开药方。医疗行为虽然没有书面文书，但是好像在法律上是承认的。所以，我通过与患者达成无形的契约，来达到教育指导的目的。

但有时，患者体重的增加是由心力衰竭和水肿引起的。这种情况你必须要能感觉到“与平时有异”，然后要检查确认患者的颈静脉血管是否出现了怒张，氧分压是否低下，等等。这个时候如果斥责其饮食过剩就是误诊了，这就要看作为专业人士的眼力了。

为了做好患者的健康管理，对BMI值［Body mass index，意为身高体重指数：体重（kg）÷身高（m）的平方］长期达到30以上的人，我会要求他每天检测体重并做记录。虽然有些浮动，但只要努力，一个月可以减轻500g左右。稍有松懈可能一天之内就反弹了，因此“坚持才会胜利”。

最近大家常常提到新陈代谢症候群这个话题，你能解释一下吗？

“嗯……是指男性腰围在85cm以上、女性在90cm以上的肥胖人士吗？”

不对不对！

正确的解释是，在高血压、高血糖、脂质代谢异常三种疾病中，患有两种以上的，且腰围男性在85cm以上、女性在90cm以上的肥胖人士。

但是你不能这样去跟患者解释哦！你这样解释患者也摸不着头脑吧？你要让患者有较为具体的治疗目标。

我会这样跟患者说明：

您今年50岁，以您现在的血压和血糖，维持现在的体重的话，5年至10年以后或许会得心肌梗死或者脑中风。虽然不至于丧命，但会对生活造成影响，有可能失去自由活动的能力。

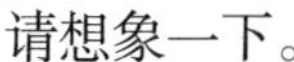

请想象一下。

到了 70 岁的您，躺在床上，只能过着以目光追随孙子身影的日子，吃喝拉撒不得不依赖他人。这样的老年生活，肯定不是您想要的吧？现在的话，还是可以预防的。反过来讲，只有现在开始努力，才能获得健康的老年生活。

美食摆放在眼前，忍不住动筷子是人之常情。不能总靠家人来阻止餐桌上的诱惑吧？不能再吃了，您控制不住自己的话，健康就离您远去了。

俗话说“饭吃八分饱，医生不用找，药食同源”。

自己一定程度上能够管理好自己，健康就自然而然地来了。如果在饮食方面注意了，或许现在服用的药物也能够减量。

不要向患者宣讲“代谢症候群”要减肥瘦身，要告诉他们为了防止 10 年至 20 年后因心肌梗死或者脑中风而倒下，为了能够过上健康自立的老年生活，从现在起就要采取相应的措施。

No Pain，no gain（不劳无获）！

想要有收获，必须要付出相应的努力。

“有希望的地方必定会有考验。”

——《IQ84 Book2》村上春树（新潮社）

“老师说得真好。不过，那位患者是哭着回去的吧？”

嗯，不过 1 个月以后他一定会减轻 1kg 的。如果是由于愤怒而哭着走的话，或许就再也不来门诊了。

试想一下，我若不是为患者考虑的话，就不会在门诊繁忙的时候，为她一个人花 30 分钟时间去说明病情。而且，对刚见面的患者也不会用如此严厉的口吻。

她来我的门诊看病已经有 3 年多了。虽然我每次都会对她说加油，但病情丝毫没有好转，也就是说她缺乏“想要恢复健康”的自我意识。我是希望她能够认真管理好自己的健康，才教育她要加倍努力的。

她的家人不会对她这个祖母辈的人说“你不许吃”的。能够为她考虑，这么认真告诫她的人，这世上或许就只有我一个了。她哭泣不是因为被训斥，而是认识到了自己的没用。

“您是怎么知道的呢？”

她刚进诊室的时候，你没注意到她的眼神吗？她眼睛朝上看，一脸的抱歉。

“是吗？我没仔细看。”

医生要留意患者的一举一动，这样才能清楚“患者今天也没有好好努力啊”。从根本上来说，与其花 30 分钟来说教，不如直接跟患者说“我还是给你开一样的药方，下次要努力哦”要轻松得多吧。我正是希望我的患者能够真心想要“恢复健康”，才会这么苦口婆心地对其说教。

“但若是患者下次来还是老样子，该怎么办呢？”

如果患者没能遵守和我的约定，我会对他说“我不会再给

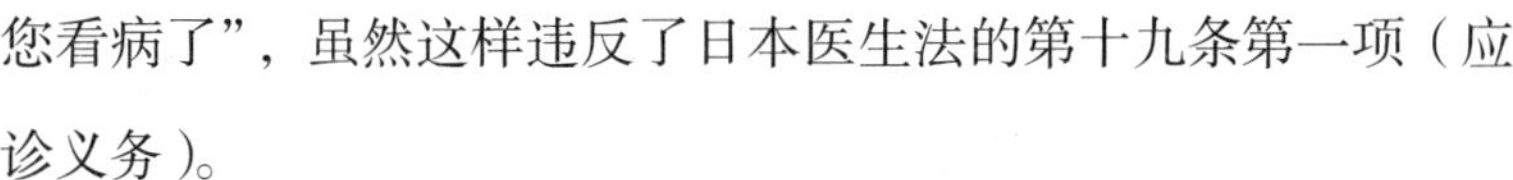

您看病了”，虽然这样违反了日本医生法的第十九条第一项（应诊义务）。

我会和患者私下约定“您如果希望由我来治病，那请一定要加油”，在他们离开诊室之前，一定要拉钩起誓。患者如果真的生气的话，是不会与我拉钩的吧？他们会说“长大以后很久没有跟别人拉钩了”，但下次来就诊的时候大多神情很得意。

他们会自豪地交上体重表说“请您过目”。

只要用心就能做到。

我训哭了很多患者，同样也收获了许多笑容。

我既然要教育患者，那我自己不努力也说不过去。所以，我一天只吃一顿。当然，这也是由于工作太忙，没有时间吃午饭。我晚饭一般晚上 9 点到 10 点才吃，早上起床肚子也不饿，结果就变成了一天一顿。

就我而言，不论是从健康管理的角度，还是从控制体重的角度，这样似乎都是有益的。我绝对不是在勉强自己，同时，不吃午饭也能够一直保持紧张感，所以无碍。当然，我没有要求你也像我一样。安心地去吃午饭，自己的健康管理自己负责！

“好！”

自古就有的规诫饮食过度的俗语：

“不吃夜宵胜过看一百个医生。”（夜宵有害健康）

“溺爱如戕害。”（不可以光做其爱吃的）

“病从口入、祸从口出。”（不可暴饮暴食）

“唾液，百病之良药。”（要细嚼慢咽）

25 Motivation（动力）

“老师刚刚提到的对患者用的‘饭吃八分饱，医生不用找’‘No Pain，no gain！’这些话语好像是 Killer word 吧？”

你是想说“甜言蜜语”吧？如果是的话应该是 Telling phrase（动人的话语）吧。

“是这样啊，在足球界有 Killer pass 这个说法，不小心记混了……”

在跟患者进行病情说明的时候，与其和患者解释治疗指南是怎么样的，或者用“以你现在的数值发展下去，5 年后引起并发症的概率达 30%”这样的语言进行解释，不如用具体一点儿的表达更容易让患者听到心里去，也更容易让其理解吧。

刚才那位患者上的是戒烟门诊，接受过戒烟治疗，但是总也戒不掉。他心里是想戒掉的，毕竟会给家庭带来经济负担，40 多岁的时候就应该戒了。那么，今后该如何做才能戒掉呢？主要还是要看本人戒烟的决心以及医生的敦促。

在日常的门诊治疗和体检中，有名为“5A approach”的，可以在短时间内实施的戒烟指导步骤。

Step1：Ask（每次诊疗的时候，都要系统把握所有吸烟者的情况）。

Step2：Advise（要明确地、强烈地、有针对性地敦促所有吸烟者戒烟）。

Step3：Assess（评估患者对戒烟的关心程度）。

Step4：Assist（根据患者的关心程度来协助患者戒烟）。

Step5：Arrange（制订跟踪治疗计划）。

但是，只要患者有戒烟的动力，就不用考虑地如此复杂了。若是我的话会对患者做如下说明。

您也不是因为喜欢而抽烟的吧。但是您夫人会吸进您的二手烟，这叫作被动吸烟。最近，以丈夫吸烟产生的二手烟为诱因而患肺癌的患者增多了。据统计去年日本有约 6900 人死于二手烟，您知道吗？

您爱您的妻子吧？您不想您所爱的人被肺癌夺去生命吧？那么，戒烟这种程度的事还是做得到的吧？

也并非要您“破釜沉舟”啦，就是在“香烟”和“妻子”之间做个选择，这还要犹豫吗？您看看您的妻子，她在点头呢。

“好，今天开始戒烟。为让妻子健康长寿，我戒！”

香烟的受害者，我在实习期间也遇到过。

是一位 19 岁的女性，晚期食道癌。

原本患食道癌的多为男性，女性，尤其是年轻女性是比较罕见的。

在她的家庭中，父母亲都是烟鬼。据说家中弥漫着烟雾，连日光灯都看不清。当然，未成年的她没有吸烟。父母亲都健康，但是他们吸烟所产生的二手烟，导致其女儿得了食道癌，在确诊后不久就过世了。

人只有在失去宝贵的东西时，才会意识到问题的严重性。这样的悲剧反复上演，怎么能说医学发展了呢？只有从过去的失败中吸取教训，才会有进步。眼前如果出现了有危险倾向的病人，给予他们帮助与支持是我们医生的责任。为了避免产生新的受害者，我们必须要努力，要给予患者以教诲。

为此，最好的方法就是唤起患者本人的治病意志。

后记

那位跟我约定要戒烟的患者今天也来就诊了。嘴里叼着烟头，一进来就笑着喷出了一口烟。

完全没有吸取教训啊，我刚想好好训斥他一番，却闻到了甜甜的香味。这个烟的形状、大小、颜色都与一般香烟无异，吸的时候顶端会发光，原来是新式的电子烟，还有一股香草的味道。到底还是戒掉了，他只是想向我炫耀一番。

虽然叼个玩具似的香烟像个孩子一样，但我觉得他只要有戒烟的动力就好。重要的不是和患者“理论”，而是要让患者

“接受”。

患者接受并且能够理解的话，再难也会有办法。主要看医生能否给予患者以治病的动力。患者有了动力，那比打针吃药还要管用。

“我们将来能模仿您的解释方式吗？”

尽管模仿！

我这个既没有专利权（Patent），也不存在著作权（Copyright），你们放心使用！

跟你们讲讲我第一年实习时的事吧，那是在小儿科实习的时候。

有一个在上幼儿园的小男孩，6 岁左右吧，患有白血病，名字叫大辅。父母 40 多岁才有的他，所以非常地珍爱他。

有血液疾病的患儿必须要经常抽血检查，大辅也每周要抽 3 次。我比较擅长抽血，所以在护士无法抽血的时候，经常由我来给他抽血，虽然我的技术比不上儿科医生。

他在抽血的时候总是会大吵大闹，要两三位护士按住才行。有一次我偶然听到他说“好想吃咖喱啊”。

于是我答应他“好，我找家好吃的咖喱店，给你买好吃的咖喱”。

“真的吗？！”

“当然了，只要你抽血的时候不哭我就去买，能做到吗？”

“你太狡猾了，不过我会努力！”

第二天抽血的时候，大辅咬紧牙关忍住了，一下子就完成了目标！

我跑到市区给他买来美味的咖喱，跟他说“今天的午饭是特别慰劳你的”。他在饮食上没有什么限制，我得到了其主治医生的首肯，也跟护士打了招呼。

人只要有目标就会朝着它去努力。不能一味地只是让患者去努力，而应该设定目标让其产生努力的动力，这样患者才会自发地想要去战胜困难。你们亦是如此。当你灰心失望的时候，可以想想当初你立志当医生的契机，这样就能渡过难关。

“我会的。”

今天分外坦率啊！

“因为我想起了自己学医的动力。”

……这样啊。

26　标准

从事医疗工作，不能以自己的价值标准来做判断。

要根据医疗的对象来做出判断。你对着老爷爷老奶奶滔滔不绝地讲你的理论，语速极快喋喋不休，他们是无法理解的。即便对于医生来说是再正确不过的道理，但若是被患者驳倒，就会失去他们的信任。

那么，对患有痴呆的病人该如何处理呢？跟他们交谈也未

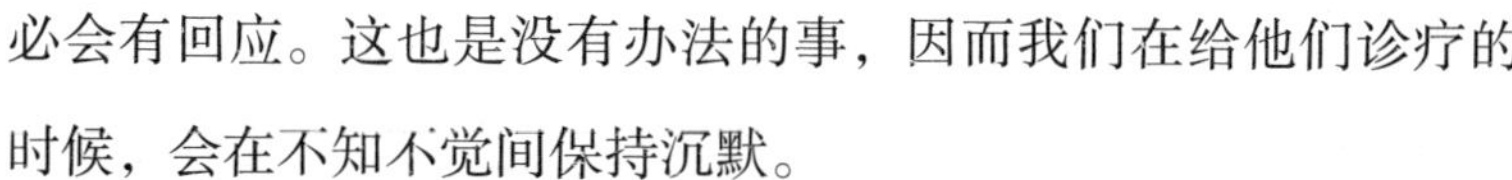

必会有回应。这也是没有办法的事，因而我们在给他们诊疗的时候，会在不知不觉间保持沉默。

然而，护士却不同，我看到护士会跟无法回应的卧床患者讲话。没有回应为什么还要跟他们讲话呢？而且跟对待普通病人没有什么区别。这就叫作 Coma work（对昏迷状态患者的护理方法）吧。

“对待失去意识的患者，要在认为他们能听见、能明白、能记住你说的话的前提下给予护理。”

“尊重经验丰富的护士的观察力。”

——《医生的规则 425 医生的心得文集》

福井次矢译（南江堂）

你是怎么想的？

“我觉得这样做也无济于事……”

举个例子，我们是如何对待婴儿的？新妈妈们会正常地跟他们交流：

“肚子饿不饿呀？”

“有没有拉粑粑啊？”

我看着那位护士，我想这大概是有着母性本能的女性会做的事吧。想着反正说话也不会有回应，不如快速利落地处理好，或者像哄婴儿那样一边跟患者说话一边为其护理。或许是心理作用，这两种护理方式的质量是不同的吧。但是后者在实际操作中还是相当不容易的吧？

在医疗中，不可以用“自己的标准”来判断和对待患者。判断的基准不在于我们自身，而在于“怎么做能让患者最高兴”，要以这种无人不晓的标准去关怀对方。

“患者中既有反应快的人，也有反应慢的人，你要去迎合患者的节奏。”

——《医生的规则 425 医生的心得文集》

福井次矢译（南江堂）

而另一方面，也不能一味地跟着患者的价值观走，患者有时会盲目相信一些信息。

比如，对刚出现高血压症状，且需要进行治疗的患者说“我们开始治疗吧”，不少患者会说“我听说高血压的药一旦开始服用，一辈子就不能停了、会上瘾，所以暂时还不想服用”。对这样的患者，一定要好好地跟他们解释，让其理解。你们试着解释一下看看。

“好！”

这里没有患者，别紧张，说说看。

“好，那么我就开始了。50 岁以上的人的收缩压达到 140mmHg 以上，或者舒张压达到 90mmHg 以上就是高血压。高

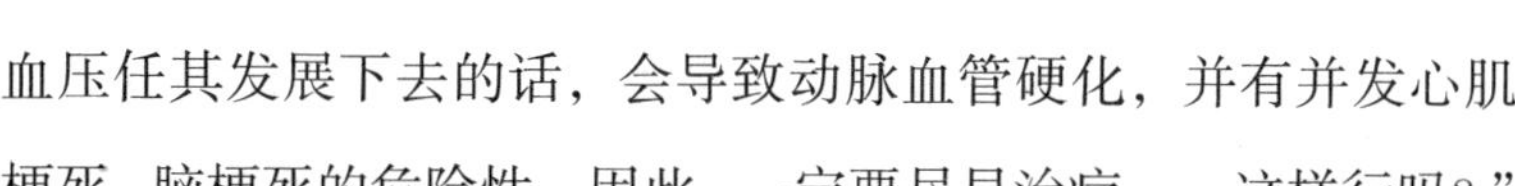

血压任其发展下去的话，会导致动脉血管硬化，并有并发心肌梗死、脑梗死的危险性。因此，一定要尽早治疗……这样行吗？”

“噼里啪啦”说了一堆，像背书一样啊。患者年龄不同，标准多少有些差异。不过，在这样的病情说明下给患者开出了药，患者会按医嘱服药吗？

“这个就不知道了……”

关键在于，患者能否接受服用降压药这件事。如果是我的话，会做如下说明。

现在这个高血压已经成为你身体的一个“坏毛病”了，要用药物来改正你这个“坏毛病”。药物对身体的影响，目前是不可避免的，但今后如果你在饮食中控制盐分的摄入，努力减轻体重的话，或许可以减少药量。退一万步讲，哪怕一辈子一直服药，那也比得脑梗死、心肌梗死要强吧？

感觉我这样解释怎么样？

“如果是我的话，我会选择服药！”

这就够了。

我在给病人第一次开安眠药的时候，也经历过相同的情况。

“一旦吃了安眠药就会上瘾，就戒不掉了，我不想吃。”

“但是，睡不着觉已经变成了您的坏习惯，想要改善它还是服药比较好吧？睡不着的话，第二天您会很疲劳吧？这样也很痛苦吧？服用了药物，好好睡一觉，第二天神清气爽地工作，这样不是更好吗？”

这种像禅语问答一样的对话经常在门诊上演。不要一味地向患者灌输医学理论，要字斟句酌地努力让他们接受。

27 “速成医生”的责任

网络上的医疗信息已经泛滥了，只要有了诊断，不懂医学的人也可以搜索到各种治疗方法。诸如医保范畴之外的抗癌药，副作用很强的药物以及各种民间疗法，等等。

问题在于患者或者其家人无法把握疾病的全貌，其理论常常脱离实际情况。

我现在诊治的一名患者，其丈夫就属于这种类型。门诊的时候，常常显摆自己查来的医学知识，问我是否可行。

刚开始的时候，我觉得这位先生很挂念、担心妻子，夫妻很恩爱。对他们说“您丈夫做了很多功课啊，很为夫人着想啊”。但是，他对于新的治疗方法过于执着了。夫人的胰腺癌已经是 4 期 b（IVb）的非常阶段了，他放弃了现有的治疗方案，在探索其他的治疗方法。

然而，他凭借一知半解的知识，只求快速和适用，而看不到实际结果。接受治疗的是妻子，他却选择完全无视妻子的想法。也就是说，他只有“速成医生”的知识，却负担不起责任。

“这位先生，我不是不理解您的心情，但是请您考虑一下夫人的身体状况。接受治疗的是您的妻子。提太多的要求，困惑

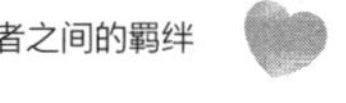

的反而是您的妻子，甚至可能会让她受更多的痛苦。不要光顾着追求梦想、理想，让我们回到现实来谈一下治疗吧。”

虽然他的夫人也在场，我还是忍不住说出了口。

结果，令人意外的是夫人接了我的话茬儿：

“你通宵在电脑上为我查找治疗方法，这点我很感动，但是治病的人是我，治疗绝非一件轻松的事。”

开始住院治疗以后，这位患者对丈夫的态度也发生了变化，与其说是顾忌其感受，不如说是有意疏远。

她说：“结婚30年以来，他一直都是凌晨才回家，一点都不考虑我的感受。说是为了工作，那我也无话可说，可为什么现在又关心起我来了……”

“是不是为了感谢您而想表达自己的一点儿心意呢？”

“若是那样的话，跟我直接说不就好了嘛。希望我能哪怕多活一天、两天，所以才让我接受那样的治疗。但是，他一句这样的话也没说。他只是对着电脑查资料，一点儿没有为我着想的感觉。我不知道我还能活多久，但是我不想为了活而活着。我想在余下的日子里，过得充实一点儿。”

我只是她的主治医生，但这番话像是我自己的妻子说出来的一样，从早上起我的心情就有些沉重。

但这是患者的真心话，或许还有点任性。只有让患者把内心真正的想法表达出来，我们才能给予恰当的治疗。我打算最近让她的丈夫来一趟，促成他们和解。

我想了一个和解方案。

我与该患者的丈夫进行了面谈。

您期待的大概还有多长时间？可能实际比您想象的要短得多。

您感谢妻子，您的人生伴侣吗？

“当然了。”

这样啊，可是您的妻子说，把应酬当工作的您一直留她一个人在家里。我觉得您的妻子绝对不是一个非常坚强的人，但是她一直强撑着在与疾病做斗争。

您觉得妻子为您做任何事都是理所当然的吗？您是不是完全依赖妻子呢？如果没有妻子，您是不是连银行存折在哪里都不知道呢？您有没有对您的妻子说过感谢的话语？

“没有。”

您的妻子一直在等您“开口”啊。

“我希望她哪怕多活一天也好。”

您妻子说只要有您这句话，再痛苦的化疗都能忍受。

您的心意难道不是白费了吗？在电脑上查疗法，那只不过是您的自我满足而已吧？说是为了妻子，但您心里真的是在为妻子着想吗？

现在虽然不是化疗期间，但是您待在她的身边鼓励她，这对于现在的她来说胜过任何良药。夫妻之间再怎么心有灵犀，也有必须通过语言来沟通的时候。请您把您的想法告诉她，对

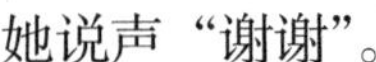

她说声“谢谢”。

能跟妻子聊天的时间，没有您想的那么多了。若是到了您跟她说话也得不到回应的状态，您肯定会十分懊悔当初没能将心意好好传达给她。您的这些话语也能化解您妻子的固执。

那之后，到医院单程要花费一个小时以上的这位先生，由两天一次的探病频率变成了每天一次。

我问他妻子：“您丈夫变了吗？”

“没有，只是自说自话地讲一通就回去了。所以我让他不用每天都来，我还要担心他路上的安全。不过，每天都来探病也是在表达他的心意吧。”

其实，前几天我瞒着您，把上次我们讲的话告诉您丈夫了，他说他希望您哪怕多活一天也好。

“是嘛。”

我让他把对您的感激之情向您说出来，您丈夫有没有对您说什么？

“不，还没有。我丈夫很固执，不会跟别人讲心里话，是个什么都照着自己想法来的人。大概医生你是第一个让他敞开心扉的人，谢谢你。”

我的所作所为或许是多余的，我关心“非医疗的部分”，是因为我觉得它与医疗同样重要。这位患者的丈夫，与其说是顽固，不如说是不善言辞。或许是我多管闲事，但我还想通过其他方式来跟他沟通一下。

虽然这无关医疗，但我希望这两位能在最后的日子里，打破隔阂、敞开心扉。这是我作为主治医生能给予她的一点儿关怀。

28 临死状态

我在门诊的时候，常常会与患者谈论人生。

今天来的患者，是一位 70 岁的男性，通过验血和 B 超，确诊为酒精性肝功能障碍。他是由私人医生介绍来的，我们只是对介绍信的内容，以及通过问诊得出的大致诊断结果，做一个确认而已。

我问该患者：

以日本人的平均寿命为 78 岁来看，您想活到几岁？有什么目标吗？

“我想参加孙子的婚礼。”

您的孙子几岁了？

“10 岁。”

也就是说，您还想健康地活 10 多年吧。但是目前您的肝脏恶化相当严重，这样下去早晚会发展成肝硬化、肝功不全、肝癌或者消化管出血，危及生命。

对您来说，酒很重要吗？离开酒就不能活吗？

您考虑一下，假设还能活 10 年，不，也可能更短。人生不

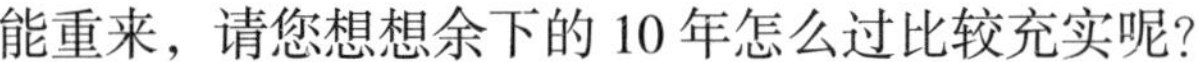

能重来，请您想想余下的10年怎么过比较充实呢？

如果这样您还不能想明白的话，那就想象一下自己将要失去生命这件事。3年或5年后，您想象一下那时自己临死的样子。生命走到尽头的那一刻，您回想一下自己的人生，有没有留下什么遗憾。这样您就明白现在该怎么做了。

现在，或许您正站在您人生的最后一个岔路口上。今后在您的人生中您是选择酒呢，还是选择目睹您孙子结婚时的样子？想要两者兼得或许做不到，那么您选择哪一个呢？

对我来说，您长命百岁对我没有任何好处，您走到生命的尽头我也没有损失。现在的您不需要护肝药，我今天不开药方，您唯一需要的就是戒酒。如果凭您自己的意志怎么也戒不了的话，可以考虑加入戒酒会。最有效的办法是，您孙子对您说“爷爷，别再喝酒了”。

能努力去做到吗？

“好的，好的。”

今天他夫人也陪同前来，我跟他们聊了聊人生。最后，我与这位爷爷紧紧地握了握手，并送他们出了诊室。

就我而言，像这样的叙事医学（Narrative medicine：用叙述能力来实践的医学）并非一门学问，而是作为一个医生、作为一个人的生活态度。

医疗行为

我们在医疗现场遇到的患者数不胜数。我们必须根据患者及其病情，相对应地采取各种医疗行为和处理方式。所有的这一切，我不可能一次跟你们讲解清楚。我会通过列举一个个我亲身经历过的实例来给你们讲解。

29　海姆立克手法（窒息病人的解救方法）

海姆立克手法（Heimlich）。

你们有这一治疗手法的相关经验吗？

“对不起，请问什么是海姆立克手法？”

海姆立克手法是指患者被食物、异物卡喉窒息时，从背后双臂环抱患者，抓住手腕，给膈肌一下突然的向上压力，促使胸腔内压快速上升，逐出堵在气管口的栓塞物的处理手法。你们在大学里没有学过吗？

“啊，有点儿印象……”

那么，眼前如果有窒息病人，你们就没法治疗喽！

不过，这是超急性期的治疗方法，并不是常见病情，你们没有经历过也是正常的。反过来说，这也是了解了、有过经验了，就能够当场救命的治疗方法。就因为是罕见病例，所以平时都没有做过相关训练。在我们那个年代，大部分的医生一次都没有遇见过。

“这么说来，老师您遇见过吧？”

只有一次。

患者是我的爱女，在吃糖的时候不小心吞了下去。

事情发生在我们一家人去银行的时候。那时是冬季，女儿因感冒鼻子不通气，以嘴呼吸。因此，很容易把糖吸进气管里。

她吸了一口气以后呼吸就停了，我以为是打嗝儿，结果发现再没有呼吸了。

转眼间，她脸憋得通红，看上去十分痛苦，我才明白是糖卡住了气管。

这是毫无疑问的“窒息”状态。

当时处于没有时间通过确认“紫绀（Cyanosis：是指血液中去氧血红蛋白增多使皮肤呈青紫色改变的一种表现）”来考虑病情的紧急状态，在病人有意识的状态下进行治疗的黄金时间（Golden Time：有效时间）已经开始倒计时了。

起初我以为只有喉部堵住了，将手指伸到喉部做了喉头反射后，发现有反射现象但完全没有呼吸。糖丸的大小是（12 ~ 13）mm×（7 ~ 8）mm，而她是年仅2岁，体重约为

10kg，如果我用手指伸进去探寻的话，可能反而会把糖丸推进去。因此，我判断只能用海姆立克手法了。

我没有海姆立克手法的实际操作经验，对象又是一个幼儿，该用多大的力道心里完全没有底。该怎么办我非常犹豫，但是再迟疑下去她就会陷入“缺氧（Hypoxia：低氧血症）”状态，所以我只能硬着头皮上了。

有一瞬间，因胆怯我还愚蠢地想过要叫救护车。最近的急救医院，直线距离约为 500 米，从叫救护车、等车到运送到医院，至少要花 20 分钟时间。让妻子开车，我们自己送到医院也要花 10 分钟的时间。这期间如果不予以紧急处理的话，女儿会因缺氧而产生“大脑损伤（Brain damage：低氧缺血性脑损伤）”的后遗症。在慌乱焦急中，我还是清醒地意识到了必须当场立刻予以处理。能否成功是其次，没有比什么都不做更愚蠢的选择了。

看着孩子求救的眼神，虽然脑海里闪过一瞬不安，但我还是决定不再观望，立刻给自己打气。哪怕女儿的肋骨断了，哪怕肝脏破损了，以后还可以救治，总比什么都不做，看着她失去生命要强。如果这一刻我不解除窒息状态的话，女儿就没有“以后”了。

我下定了决心，那可真是“一生一次”的急救啊。

我从背后抱起女儿，用不折断肋骨的力道一下子用力挤压。在大脑一片空白时，我尽可能地保持冷静，想着挤压的位置要

尽可能地靠近膈肌，这样才能产生较大的正压。我一边向神明祈祷，一边瞬间发力。

Overshoot！

与此同时，小小的糖丸从女儿嘴里飞了出来，滚落在桌子上的烟灰缸里。

Hole in one！

女儿发出了微弱的哭泣声，之前没办法呼吸所以也不能哭泣。她甩开了我的手，小声地喊着“妈妈”，抱住了妻子，抽抽搭搭地哭了很久。她时不时地用怨恨的眼神看我一眼，躲进了妻子的怀里。这表情好像是在怨恨我用海姆立克手法让她一瞬间受了苦。

我看着她责难的表情，心里对她说“为了救你才不得不这么做啊”。我暂且安心了。

这一切发生在一瞬间，大概只有一到两分钟，或许连一分钟都不到，可我却感觉时间好像过去了很久。耳朵“嗡嗡”作响，似乎听不到其他任何声音。所有的动作、时间仿佛都放慢了。这也许就是“时间错觉现象”吧？

从某种意义上来说，这好比“咔嚓”一下启动了加速装置。在平时会花时间去左思右想，但在紧急时刻，要像象棋手那样在一瞬间内考虑到所有的可能性。

总之，当时我出奇地紧张，感觉大脑都供血不足了。平时在给病人治疗或者做检查的时候，即使紧张手也不会抖，但这个时候手都失去了知觉，之后过了很久都抖个不停。

“得救了啊，太好了。我听着手心都出汗了。”

我现在想起来都一身冷汗，那以后我再也没遇到过要使用海姆立克手法的情况。

在我们学生时代的儿科课程中，老师曾告诫过我们不要给幼儿食用花生。我女儿吐出来的糖丸，不论是大小还是形状都跟花生相似。过后询问妻子，她说为了防止类似的事情发生，平时只会给孩子带棒的糖果。是我将银行里的糖给了女儿。我的失误差点让我们失去了女儿的宝贵生命。

妻子在一旁目睹了全部经过，将女儿痛苦的表情和我窘迫的表情都看在了眼里，她说“你们当时的表情，深深地印在了我的脑海里”。

我家没有酿成大祸算是万幸，将来你有了孩子一定注意不要重蹈覆辙，特别是在冬季不要给孩子糖和花生一类的东西！

“好好练习海姆立克手法。”

我不是指这个，是让你注意不要让事情发展到那一步！

不过，万一遇到窒息病人，也请不要逃避用它救人！

后记

除了我之外，也有其他人遇到了由糖丸引起的“窒息”病例。我聊到这个话题的时候，一位护士对我说“我也有过这样的经历”。

她是让孩子趴在自己的大腿上，拍后背让其吐出来的。确实，通过大腿和背部的拍打产生压力，让胸腔内压上升，能起到跟海姆立克手法相同的效果。非医疗工作人员不清楚海姆立克手法，或许这种方法更容易实施。

“窒息”是只要迅速采取恰当的处理就能够得救的疾病。

30 溺水者的复苏

我曾经救治过濒临死亡的溺水者。

“老师，您好像经常遇到类似情况嘛。”

又不是我自己找去的，只是刚巧碰到而已，没有办法啊。

在我当医生的第一年夏天的一个周末，我和同医院的医生还有护士，前往位于旭川西边的留萌去洗海水浴。北海道的7月，海水温度可能已经不适宜洗海水浴了。于是不擅长游泳的我在海边晒日光浴。突然，海滩上吵嚷起来。

难道有人溺水了？

大家开玩笑道“又不是拍电视，应该不会的”。

然而，事态比想象的要严重，沙滩上开始了“心肺复苏”，毫无疑问是有人溺水了。

我说我们去帮忙吧。

“等等，（当上医生仅仅3个月）我们什么也不会啊。”

但是，也不能就这样看着吧？我说着就跑了过去。同事们也很快赶了过来。

在学生时代老师就教育我们，立志于成为医生的医学生，如果有救人性命的机会一定要参与救治。不过，又不是在电视和小说里，我们做梦都没想到会遇到这种场景。一旦真的遇到了，腿都打战。

好不容易才刚掌握了挂水技术的，初出茅庐的医生，当然毫无救人的经验。但是，眼前有一位实实在在濒临死亡的人。

同伴们喊他的名字他也没有任何反应，可见在做复苏的人完全是个外行。溺水的青年已经脱力，没有呼吸了。

溺水 = 死亡。

当时的情况让人不由得这么去想。不知道溺水多长时间，但已经到了超急性期。溺水的是一位年轻的男性，我们没有理由放弃复苏。如果什么都不做就这么离去的话，我会后悔一辈子。或许做了复苏也不一定能救回，但是什么都不做就肯定救不活了。

“（也不知道能做到哪一步……）换我们来吧！”

首先，要变换身体位置。我们把患者的头放在沙滩上方，为了确保脑部的血液循环，借助大家的力改变他的身体位置，让头部朝向位置较低的大海的一边。

其次，要做心脏按压。我的手在颤抖。下定决心后压迫其胸骨，患者嘴里溢出了海水。他的肺部灌满了海水，即使一直做心脏按压，也无法提高血液的含氧量。要将其肺部的海水挤

出来，让空气进入肺部。每挤压一次海水都会溢出来。我一边告诉大家患者的情况，一边继续复苏。

周围那些看着我复苏的围观人员，指手画脚地说“不是这样的吧”“挤压方法不对吧”。我们不希望外行人信口胡说，于是一位护士忍不住大声说道：

“这些人是医生，请你们不要随便乱说！”

心里想着有人为我们说话，手上没有停。

周围的人群中有人说道：“我也是护士，有没有什么我能帮忙的？”我们这里有4名医生、4名护士，因此答道“没关系的”，不过这位护士还是选择在一旁待命。

把患者的身体放斜，让左右两侧肺部的海水咯出，心脏按压继续。我们让护士将其手脚抬起来，然后用浴巾将四肢根部扎紧。这是为了优先确保头部的血液循环，截断末梢的供血。我们在学生时代学过，“紧急的时候”将四肢扎紧，可以起到挂一瓶水（500mL）的效果。

我们默默地轮流进行着复苏。

不久以后，这位溺水青年“呼”地叹出了一口气。

“成功了！”

第一次抬头看周围，发现旁边已经人山人海了。

“快叫救护车！”

在那之前谁都没有叫救护车，可能是太慌张了，我说：“快打110！”

“是 119 吧……”

（在日本，报警电话为 110，火警和急救电话为 119。）

……拜托了。

这是 20 多年前的事了，那时还没有手机之类的通信手段，好像是有人跑到附近的居民家里去打的电话。之后回想起来，总想着若是一开始叫救护车就好了，若是一开始就把四肢扎起来就好了，但是当时脑子里一片空白，只知道拼命地做心肺复苏。

不久急救队就赶来了，我以为他们会立刻进行处理，谁承想当时的急救队技术不行。结果，还是由我们把那位青年抬上担架，送上了急救车。我也顺势跟着上了急救车，陪同去了急救医院。

到达医院以后，不知为什么值班医生没来。首先让护士挂水，我则确保静脉通路，发现放出来的血液漆黑而浓稠。过了一会儿，医生仍然未到，连气管内插管都是我做的。排出了大量的残余海水，慢慢地有了自主呼吸，病人马上狂躁起来，还自己拔掉了管子。

等这些做完以后，值班医生终于慢吞吞地来了。

“后面交给我吧。已经有自主呼吸了，看来没必要插管了。”

在您来以前还是……话到嘴边我又咽了下去，说了声“拜托您了”就退出了病房。

出了急救室看到警察候在外面，一瞬间有点胆怯。

我没有做任何坏事！

“大概情况就是这样的。我们并非怀疑是刑事案件，只是问问情况而已。”

事情经过解释清楚以后，警方好心地开巡逻车把我送回了海滨浴场。确实，我穿着泳裤，这个打扮走出医院很难看。若是警察说了句“辛苦你了”就让我走了的话，我都不知道海滨浴场在哪里。

同伴们在海滨浴场等着我，大家都筋疲力尽了。

“意料之外的海水浴啊。”

还是回去吧。

“好吧。”

时间才刚过中午，虽然还没有到原计划回去的时间，但大家精神上已经很疲惫，不想再留在海滨浴场了。于是，我们早早地踏上了归途。

此后，又回到了实习医生繁忙的日子中。到了秋天，有个陌生人到大学医院来找我。

“那个时候受您照顾了。”

一问才知道，是我在海滨浴场救过的那个青年。当时只顾着救命，没有注意看他的脸。不过他看上去步伐稳健，已经完全恢复健康了。那时并发了严重的肺炎，治疗费了一番周折，但所幸没有造成脑部的后遗症，并且恢复了健康。

我百思不得其解，他怎么会知道是我们救他的？一问才得知是警察告知的。我的确在警察那里登记了名字和地址。如果放在现今，为了保护个人隐私，或许是不会透露给他的……

不管怎样，我们对他实施的初期治疗功不可没。如果靠一开始那帮门外汉施救的话，估计连命都保不住吧，即使命救回来了也有可能会留下脑部的后遗症。

我收下了他的威士忌当作谢礼，虽然一开始以“只是尽了医生的本分”为由推辞了，但他特意为了答谢而来，我也不好一味地拒绝。

如果心肺复苏不顺利，你说不定已经不在人世了，请一定珍惜生命。我把他送出了医院，发现有女性陪同而来。

之后，我和那支“复苏队伍”的医生还有护士们一起打开了这瓶威士忌，互相犒劳。

大学刚毕业的新医生的主要工作是如同指导医生的跟屁虫一样在医疗现场见习、体验，以及记录病例。我靠自己的双手救了一位青年的生命，这让我第一次感受到了作为一名医生的使命感。

“好帅！”

正好是在我处于你们现在这个阶段时所发生的事，如果是你们会做出同样的处理吗？

“绝对做不到！”

这值得骄傲吗？你们要上啊！

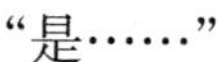

“是……”

31 腹部单纯X光的读片

近年来，医疗诊断仪器有了很大的发展。CT（Computed Tomography）的分辨率很高，摄影速度快。腹部单纯X光检查（腹部X光）已经成为历史，在消化内科，依赖腹部X光检查来诊断的医生越来越少。

实际上，腹部X光能发现很多信息。刚才我演讲中的幻灯片对你们有帮助吗？

“有，我眼睛上的鳞片都掉下来了（谚语，意为茅塞顿开），您看，在这里！”

你也会开玩笑了嘛。

“只是在模仿老师您啊。”

嗯哼。话说回来，你们知道吗？大脑中管理“看”和“诊查：进行判断”行为的是不同的区域。事实上要将这两者结合到一起非常的不易。欣赏绘画、音乐等艺术用的是右脑，而进行理性思考、计算等用的是左脑，对吧？

“哎？啊，是的。”

面对初次见面的人时，有一个叫作“梅拉宾的法则”会对我们的信息收集产生影响，对外貌的视觉信息占55%，对音色以及说话方式的听觉信息占38%，而语言信息仅占到7%。这让我们明白在认识事物的时候视觉信息是多么地重要。

“是的。”

也就是说，在医学知识上你是否对某种疾病有了充分的了解是一回事，能否通过图像（X 光片）判断出来又是另外一回事。因此，通过图像（疾病的图像）来认识图像（X 光片）是很重要的，这个过程不需要用语言来翻译或者解释。

比如说英语或者听英语的时候，如果将其翻译成日语来进行理解的话，就无法流利地对话了吧？所以，必须用英语来思考，用英语来表达，培养“英语脑”或者“英语耳”。这个和读片的道理是一样的。

在对 X 光进行读片时，不是因为有“Niveau（空气和肠液的镜面像）”或者“Free air（游离空气的图像）”才判断出肠阻塞或者肠穿孔的。记不住“Niveau”“Free air”这些词汇不要紧，但是在看到片子时要能够明白病情的严重性。

不经常看腹部 X 光片子的医生在读片的时候，会去寻找有没有“Niveau”啦，或者有没有“Free air”啊。这样的话，就难以发现其他的信息。哪怕眼前是需要紧急手术的结肠癌患者的片子，不是消化内科的医生或许也没法做出诊断。事实上，近来不会看腹部 X 光片子的消化内科医生也越来越多了。

当然，即使不拍腹部 X 光片，也可以通过内窥镜检查或者 CT 检查来给予准确的诊断和治疗，这也无妨。不过，并不是病情严重的患者都处在病危状态。刚刚演讲时提到的那位做紧急

手术的结肠癌患者，他并不是急救车送来医院的，而是自己步行（Walk in）来就诊的。重要的是，要通过腹部X光检查，让后面的诊疗能顺利开展。而且，腹部X光辐射少，费用也低，是在诊疗“腹痛”时的基本手段，个人认为必须纳入诊疗的步骤（Algorithm）之中。

此外，我们临床医生最应该认识到腹部X光检查的有用性。放射科医生虽然也会读片，但是他们不接触患者。第一个给患者看病的是我们这些负责初期诊疗的，站在最前沿的临床医生。是我们给患者做腹部X光检查、观察结果、做进一步的检查、下诊断、进行治疗的。因此，最清楚腹部X光检查必要性的，也应该是给患者看病的临床医生。

腹部X光检查不仅对消化内科，对诊治患者的所有医生都是有用的。当然也不仅对当班医生，对于私人开业医生来说它也是诊疗的“基石（Platform）”。

请你们务必使用！

后记

今天我做了关于腹部单纯X光读片的演讲。演讲结束以后，一位听众特意跑来跟我打招呼。说是去年听了我的讲座以后，遇到了6例同类型的病例，都得出了诊断，并顺利地进行了治疗，得到了患者们的感谢。我非常高兴，像自己的事情一样高兴。

演讲的目的不是为了炫耀自己的诊断水平，而是让更多的医生，特别是让非消化科的实习医生、开业医生能够为患有消化器官疾病的病人诊治。通过腹部 X 光检查，若发现病症，希望他们能立刻介绍病人到消化内科接受治疗。前面那位医生的话完全出乎了我的意料。我的演讲能够帮助到他，我已别无他求了，做演讲是值得的！

“我将来也想让老师您感到欣慰！”

加油啊，我很期待那一天的到来！

前面说到的演讲内容，近期将会作为教科书出版，现在正在做最后的审稿工作。出版以后，你们买来学习一下吧。我也可以特别赠送给你们，但是免费得来的书一般都不会去读的。你们想要怎么做？

“送给我吧。”

可以，不过你要好好读，并且必须一周之内提交读书报告！

“那我还是买吧……”

男子汉一言既出驷马难追。

“好吧，送给我吧。”

“务必亲眼看看 X 光片之类图像的诊断数据。遇到异常的或者有疑问的结论，要养成询问放射科医生，并进行核对的习惯。”

——《医生的规则 425 医生的心得文集》

福井次矢译（南江堂）

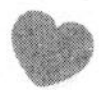

32 第一次做内窥镜

你是第一次做胃镜检查吧？味道怎么样？并没有那么痛苦吧？

“是的，一点儿也不痛苦。再来一次也可以。”

那么，再做一次？

“……那个，还是下个月再做吧。”

不做也行，今天只是为了让你理解患者的感受，才让你吞下内窥镜的。

对于消化内科的医生来说，内窥镜检查并不是“检查”，而是“诊查”。就像循环内科的医生用听诊器来给患者诊查一样，我们通过内窥镜检查来为患者“诊查”食道和胃部状况。

皮肤科的医生，是通过仔细观察患者皮肤的检查结果来下诊断、开药方的吧？若患者说“您给看一下这个湿疹”，而皮肤科医生看都不看就开药，这样的医生是“庸医”吧？

如果患者说“我胃疼”，医生摸了摸其腹部就说“这个药管用”，这样的医生也是庸医吧！我们医生不是卖药的，我们的工作不是给患者提供药物，而是诊断和治疗。因此，有主诉胃疼的患者来看病，我们为了下诊断要给其做胃镜检查，并且要让患者感觉不到痛苦。

例如，假设某位医生要给患者做“痛苦的”内窥镜检查，患者觉得太痛苦，说“死也不想做胃镜”就回去了。若干年后，该患者因急剧消瘦、没有食欲来医院就诊，发现是胃癌晚期。这难道真是不做检查的患者的错吗？

“是因为之前做胃镜给其造成了精神上的创伤吧。”

是这样的，你们不觉得这责任应该归咎于那位做胃镜时给患者造成心理阴影的医生吗？或许患者及其家属不会去控告这位医生。但是，哪怕是对第一次做检查的患者，我们也不能认为胃镜检查是个简短的检查。我们必须要为患者提供感受不到痛苦的胃镜检查，以便让患者每年都能轻轻松松来接受检查。能做到这一点才称得上是真正意义上的、专业的内窥镜医生！

对于我们来说，患者只是数十人中的一个。但对于患者来说，医生是唯一的一个。你们在做检查时一定要铭记，内窥镜医生不应该给患者造成心理阴影。

指导医生必须培养出更多的，具有综合（General）诊疗能力的医生。同时，也要培养出能够医治患者内心的医生。我们想要通过内窥镜检查，来教你们如何医治患者的内心。

33 Oriented endoscopy（无痛内窥镜检查）

“Oriented endoscopy（无痛内窥镜检查）。”

这不是学术上认可的正式名称，是我自己命名的。

没有痛苦的内窥镜检查方法是，在检查前两三分钟内对患者进行说明（Orientation），在检查过程中要对患者进行引导

（Navigation），让其放松。

对患者的说明如下：

吞内窥镜是有诀窍的，如果掌握好了，绝对不会有痛苦。掌握起来并不难，我会把我自己接受胃镜检查时“如何吞咽最舒服”的诀窍，原原本本地传授给您。

秘诀是放松和心无旁骛。就像道元禅师坐禅时说的“只管打坐（什么都不去想放空内心，只是一门心思以坐禅来顿悟）”的心境一样。这个有点难吧？

但是，如果能保持放松状态并做到以下这些的话，即使不用安眠药也绝对感受不到痛苦。不要有“不愿意”啦“是被迫做的胃镜”之类的想法，要认识到这是“为了自己的健康”而自愿接受的检查。

一、姿势保持俯卧；

二、眼睛睁开，视线略朝下方，看大约 1 米远的地方；

三、让唾液流下来，因为内窥镜在喉咙的部位，如果吞咽的话会导致唾液进入胸腔（气管）而呛着，并且吞咽动作本身也会让喉部疼痛；

四、最重要的是呼吸方法，要以腹式呼吸慢慢地吸气呼气，尽可能停顿 5 秒钟再吐气；

五、不要去想内窥镜在喉咙口。

反正都是要做检查，当然是舒服一点儿的好。那就请您做到以上这些，还有就是要请您相信我。

如果能做到这些的话，一个嗝儿都不打检查就结束了，也不会流眼泪。检查过程中我会跟您讲话，但您不需要回答，只要听着就行了。也不用点头，因为如果点头颔首的话，内窥镜会弄疼喉咙。

我在内窥镜检查中所使用的不是经口的，而是经鼻的细经内窥镜。事实上，内窥镜检查本身并不痛苦，痛苦主要是由于接受检查的患者过于紧张而导致的，至少我是这么认为的。

你们的同届生如果有对内窥镜感兴趣的，请一定将我的内窥镜检查视频介绍给他们，绝对有参考价值。

“是老师平时做内窥镜检查的视频吧？”

差不多吧。给患者看也有参考价值，我真的希望所有的内窥镜医生都能够努力这样去做。因为有些医生说了句“那么开始吧”就立马开始插入胃镜了。患者与其说是痛苦，不如说是被吓到了。必须要给患者一点儿思想准备的时间。

第一次接受我胃镜检查的患者，约有 98% 的人说“不痛苦”。令我震惊的是，大部分的患者以前在做胃镜检查时都没有接受过检查前的说明。

内窥镜检查不是光插入镜头，进行观察就算完事了吧？从患者在消化内科就诊，预约检查开始，内窥镜检查就已经开始了。有些患者在检查的前一天会紧张得睡不着。因此，医生有必要考虑到患者的心理是否做好了准备。这种检查前的说明本

就是非常理所应当的事情，至今仍有很多医疗机构未能彻底实施，这才是令人匪夷所思的。

“在大学里，我没有见过像西野老师您这样进行说明的老师，您为什么要这么做呢？”

为了提高患者的接受程度，为了不给其造成心理阴影，这些都是必须要做的。以前认为胃镜很痛苦的人，我觉得他们有心理障碍。而这个无痛内窥镜检查起到了一个解除心理障碍的作用。

其实，这是受到了某件事的启发（Inspire），得益于我学生时代在东京迪士尼乐园的一段经历。你们有在一个名叫太空飞车的漆黑的空间里，坐过云霄飞车吗？

“当然坐过了！”

我很胆小，不想乘坐，但是有一次遇到了不得不坐的状况。有人说反正要坐不如坐最前排，但座位顺序是由机器定好的，不能随心所欲地坐。然而，当我排队坐上前一排以后，我发现前面没有人了。

也就是说，我还是坐在最前面了……

好可怕，不过也没有退路了。被工作人员催促着向第一排走去，突然从后面跑上来两个男孩儿，不管工作人员的制止，坐到了第一排的位子上。大概小学三四年级的样子，估计是有年卡的常客。我坐在他俩后面的第二排，牢牢地抓住横杆，脚顶住前面，调整好了坐姿。

车子开动的时候，前排的男孩开始了实况讲解。

“上坡到顶后右拐，然后左拐。上坡，这次直接下坡。接着，还是右拐、上坡，立刻左拐……”

刚开始不知道他们在说什么，后来才知道他们在解说脑袋里形成的立体路线。令我惊讶的是，听到他们的解说以后，我变得一点儿都不害怕了。

预料到将会发生的情况，就能做好相应的心理准备。将要右拐的时候把左腿伸直，就能保持身体的平衡。上坡下坡的时候，也因为有了心理准备不会觉得突然。做好心理准备以后，我变得没那么害怕了。

再说一个给我带来启示的事情，那是某个杂志上的一篇报道。

摄影师筱山纪信负责为某女演员拍摄泳装照，原定只拍摄比基尼照片的，但是受到他的影响，最后拍成了半裸照。

摄影师的专业技术不只是按下快门而已，而是要调动模特的情绪，或者说让其放松，以引导出自然的表情和美。也就是说，正因为是筱山纪信，才能拍摄半裸照片，这就是专业技术。是谁也模仿不来的，只有这个人才能做到的技术。

在内窥镜医生中，有多少人有专业意识？没有医生把内窥镜检查看成例行工作（Routine work）吗？

“不知道啊。”

我认为内窥镜技术的本质，就是带着专业意识去做检查。

告诉患者检查的意义和诀窍，让患者“自愿地”接受检查。内窥镜检查需要的不仅仅是插入和观察的技术，带着医治患者内心的想法，为他们提供不痛苦的检查，让其安心地接受检查，这一点很重要。

这里，需要有无痛检查的意识。

“原来如此，我明白了。”

有一次，我在医学会议上，介绍了这个无痛内窥镜检查，有一位医生的提问把我惊呆了。这是一位经验丰富的医生，是某核心医院的内窥镜部长，在学会中很有名气。

他问我：“你对所有的患者都做这样的说明吗？每次都花这么多时间在这个事情上，不是很麻烦吗？检查过程中还要继续跟患者讲话，就没法集中注意力检查了吧？若是因此而疏漏了癌症症状该怎么办呢？”

我被惊呆了，都不想回答他了。正是因为有这样的医生存在，病人才会害怕胃镜吧。连这些都做不到，怎么能称为专业的内窥镜医生呢？

在这样的医疗设施中实习的医生，也会模仿这样的指导医生的做法吧？我认为内窥镜医生还是要对患者多一些体谅，要与之产生“共鸣（Empathy：站在对方的立场上，去更加深入地理解对方的想法）”。

这个方法不仅适用于胃镜检查，也适用于肠镜检查。在门诊中建议患者去做一下肠镜检查，很多患者会说“听说这个检查很痛苦”“我死也不愿意做那种检查”。但实际上你们也看到了，接受肠镜检查的患者没人说痛苦吧？在患者周围有一些不负责任的煽动者，他们散播消极言论（Negative campaign：毁谤、中伤），令世上到处充斥着这种不负责任的谣言。

比如，假设有一位罹患大肠癌的人，由于还没有确诊所以不能称为患者。这个人听说了这些谣言，不愿接受检查，两年后转移到了肝脏，并失去了生命。那个散播谣言的罪魁祸首，会对这位患者负责吗？

怎么可能！因此，听到谣传的人也要仔细想一想。谣言满天飞，正确的言论却无人问津。那么，该怎么做呢？你们有什么办法吗？

“有办法可行吗？”

有。

世上散布这种消极言论的人，一般从根本上就认为检查是件“痛苦”的事，然后根据对象来向周围散布谣言。因此，我们首先要做的是提供给患者不痛苦的检查，让那些人没有立足之地。然后，让那些感受到检查不痛苦的患者，帮忙传播“积极言论（Positive campaign）”。

然而，认为检查不痛苦的患者一般不会去向周围的人宣扬。最终，只有“肠镜检查很痛苦”这样的谣言传播开来。

要想办法让不觉得痛苦的人去传播信息。事实上，在我们检查的患者中，也有因手术黏连而感到检查痛苦的人。但这种

情况 100 个中仅有一两例而已。试想一下，如果接受检查的所有患者能向与之人数相当的 100 个人讲述检查时的感受，那么“肠镜检查很痛苦”这个传言将会在 100 ~ 200 人中间传播，而“肠镜检查不痛苦”会在 9800 ~ 9900 人之间传播。这样一来，你们觉得结果如何？

“原来如此，也就是说向 98% 的人传递了‘肠镜检查不痛苦’这个信息是吗？”

是啊。信息会按照自然的比率传播开去，这绝不是炒作。

以好的传言驱逐坏的传言！这是“格雷沙姆定律”的逆向思维。

“您说的不会是‘劣币驱逐良币’法则吧？”

就是这个。

“是您一贯的强行引用作风啊。”

我们只能诊治上医院来看病的患者。癌症患者如果早发现、早治疗，还是很有可能治好的吧？因此，我们要去除患者的“肠镜检查很痛苦”这种先入为主的观念，减轻他们上医院就诊的心理负担，让其轻松就诊（Easy access）。去除障碍，我认为这也是医疗行为。

“是消灭癌症战略嘛！”

That’s right！（正是这样！）

“医术越高超，越需要人性化地与患者接触。”

——《医生的规则 425 医生的心得文集》

福井次矢译（南江堂）

后记

前几天，我受到了胃镜检查患者（50 岁的女性）的斥责。在做了例行的无痛胃镜检查说明以后，在吸口中的痰和唾液的时候，出现了很强的咽反射。因为镜头还没有通过喉部，所以先拔出内窥镜，追加了麻药。

您太紧张了，最好放松一些。我这么一解释，她反倒生气了，对我说道：

“你现在跟我这么说，我也不可能马上做到啊！”

“我做过很多次检查，从来没人跟我说过！”

体检的胃镜检查是自愿的，我建议她如果没有做好心理准备的话，可以延期进行。结果，这位患者同意接受并实施了检查。

检查过程中没有出现一次打嗝儿现象，也没有呛到，咽反射也一次都没发生。

我问她感觉怎么样啊？检查难受吗？她没有回答。或者说，之前连珠炮般的斥责让她不好意思回答。

她离开检查室的时候，用很低的声音说了句：

“谢谢您。”

如果她真的生气，会直接离开。最后的道谢表明她坦率地

认可了我的检查。

追溯到检查之前，我与这位患者进行第一次谈话的时候，我问她以前做胃镜痛苦吗？

“哪有不痛苦的啊！”

对这种一上来就爆发负面情绪（Minus stroke）的患者，我们尤其要注意。内窥镜检查是会给患者造成心理上的影响的，不仅仅是患者，连有些医生也没有充分认识到这一点，因为大多数患者都说这个检查是痛苦的。

我们来解读一下患者这个话的深层含义，迄今为止，为她检查的内窥镜医生没有仔细说明过吧？所以，她做的检查才很痛苦吧？也是因为这个原因，她才会认为“做胃镜当然痛苦了”。

想要解开被自己的价值观所束缚的人的心结绝非易事。但是我想要改变患者对胃镜的看法，想要去除他们对胃镜的偏见。

“我们觉得这是理所应当的事，但好像并非如此啊。”

人们的医学常识还远未达到最好。

“由我们来改变吧！”

哎呀，说得真好！

34　CT造影

还是给这位患者做个腹部 CT 检查吧。

“好的。”

那么，要造影吗？还是做普通 CT？

“造影吧。”

为什么？

“哎？因为在急诊 CT 检查都要做造影啊。”

那我换个问题，造影和普通 CT 的区别在哪里？

“造影可以清晰地看到血管。”

是啊，那普通 CT 就看不清吗？经常有医生使用普通和造影两种手段，但有必要两种都用吗？

“我没有考虑过……”

大家都这么做，所以你才这么想的对吧？

关键是要对病情有个大致的把握。比如，若是肠炎的话，普通 CT 就可以帮助诊断了，可以查出肠管壁增厚和四周的脂肪组织炎症。想要查出尿路结石的话，通过普通 CT 就能诊断出结石。而若用 CT 造影的话，反而区分不出结石和造影剂，难以下诊断。

另一方面，肠系膜上动脉栓塞（SMAE）是无法以普通 CT 来诊断的，因为需要证明肠系膜上动脉的血流中断了。

当然就结果而言，有时也会发现意料之外的病情，但是并非要给所有的患者做 CT，甚至是普通和造影两种都做。

我们经常要考虑的是，利用最小限度的医疗资源，获取最大限度的信息。这既能避免患者受到多余的辐射，又能减少医疗费用，为医疗经济做出些许贡献。再更进一步而言，根据每

个患者的病情，考虑合适的检查，你就形成了自己的“医生头脑”。

把患者扔在传送带上，想要轻松获取诊断结果是不行的。你必须通过自己的思考来为患者诊断病情，否则就不能成为一名好医生。

某种意义上来说，CT 检查是个藏宝箱。不动脑子的医生会想着“嗯……诊断不出来，做个 CT 吧”，一味地依赖检查。然后看着 CT 片子心想“哎呀，得了这种病啊，CT 果然是做对了”。这样的医生，其诊断能力不会有进步和提高。

在做检查之前，有必要对检查的必要性及其结果有个预先的估测。如果单凭偶然的结果和经验来诊断的话，即使五年以后医生的诊断能力也不会有变化。成为经验丰富的医生以后，或许可以只看结果。但作为实习医生，比起结果，应更注重对过程的思考，以及熟练思考的过程。

35 ERCP

你们知道《孙子兵法》吗？

“听说过，但内容不清楚……”

“知己知彼、百战不殆。”这句话你们听过没有？

“哦，这句我知道。”

其实，《孙子兵法》是隐藏的畅销书，这句名言出自“谋攻篇”。如今，即便手头没有书，也可以在网上查到其具体内容。因此，书虽然没有卖出多少，读的人却很多。顺带问一下，你们知道都是谁在读《孙子兵法》吗？

“是医生吗？”

你呀，不要一拍脑袋就回答，稍微动动脑子啊。

有人说《孙子兵法》是隐藏的商业书籍。因为这本书不仅解说了打仗的方法，也讲到了用人方法以及战争的是非问题。

书名虽然是《孙子兵法》，但书的开头竟然讲的是“不要发动战争”，接下来还讲到“不战而胜”，这就是它的厉害之处。它强调的不是好战性质的战斗方法，而是“只有在不可避免的情况下才能开战”。这是因为战争会让国力凋敝，会带来死亡，会消耗巨额战争费用。自古以来，人们就清楚战争对国政没有丝毫益处。因此，孙子才会如此劝说执政者，并且提出高效、不败的打仗方法，以期战争早日结束，极力减少人员的伤亡和经费的支出。

某种意义上来说，孙子或许是另一种和评论者。《孙子兵法》中讲述的内容，换一个角度来解读的话，既是权术论，也适用于公司的经营。

我个人认为在 ERCP（Endoscopic Retrograde Cholangiopancreatography：经内镜逆行性胰胆管造影）检查中也用得到《孙子兵法》。ERCP 必须针对适应证来实施，当然也有像黄疸患者之类的，必须做这个检查的病例。但有些医生为了增加检查数量，

会过度扩大适应性的考量范围。

你们也清楚，在内窥镜检查中ERCP的偶发症最多。你们知道ERCP后胰腺炎吧？这是不可预测，也很难预防的病症，是让患者腹痛受苦的偶发症。ERCP后胰腺炎的发病率为1% ~ 2%，严重的甚至会导致死亡。因此，适合做ERCP的患者，应该是一定程度上可以推断其病情，并能通过ERCP来进行治疗的患者。

ERCP检查难度大，而且要求相当高的熟练程度，在消化内科医生中能够操作的人很少。在确实能够进行ERCP检查的，具有相当规模的专业医院，其成功率据说也仅有90% ~ 95%。我做这项检查的成功率为97.9%，虽说精确度要高于其他医院，但还是会遇到难度较大的病例。为了避免引发胰腺炎，我一直在不断努力。

我的师父是手稻溪仁会医院消化器官疾病中心主任——真口宏介医生。虽然不论是在知识上还是技术上我都望尘莫及，但我一直在以师父为奋斗目标，努力让自己成长起来。

医疗的目的是为了让患者恢复健康，而不是让患者受到痛苦。因此，我所追求的目标，是让所有接受ERCP检查的患者都能安全、安心地做检查。

在我们医院，在做急性胆囊炎紧急手术前，外科常常会拜托我们给患者做ENBD（Endoscopic Nasobiliary Drainage，简称ENBD：经内镜鼻胆管引流术）。其他医院在紧急手术前会做

ERCP，但会在那之前做 ENBD 的医院几乎没有。

“所以我们医院 ERCP 的成功率才会那么高，不会引发胰腺炎吗？”

因为插入 ENBD 之后，能够显示出胆囊管，从而提高手术的安全性。在救治患者这点上，我们与外科的目标是一致的。

36 PET（正电子发射型计算机断层显像）

今天发生了一件令我很开心的事，跟你们分享一下。

初次见面的患者来到门诊，指名要我为其看病，当然，我不收指名费。我估计肯定是熟人推荐的，然而令我意外的是，他是在听了我面向一般市民做的、关于 PET（Positron Emission Computed Tomography，简称 PET：正电子发射型计算机断层显像）检查的讲座之后，才决定来做 PET 检查的。

真令人高兴啊，这是演讲者的福利。不过，PET 的结果显示，还需要进一步做检查。于是，他拜托我做了肠镜这一精密检查。

肠镜检查的结果显现，他患有直肠癌。不过万幸的是还没有转移，通过手术可以治愈。事后听说这位患者之前非常健康，以从不上医院为荣。据说是他的妻子硬拉着他去听了我的讲座。他妻子也接受了 PET 检查，没有发现异常。

很多人都认为癌症多少会有些症状，但其实很多时候并没有症状。这次的患者肿瘤的指标是正常的，如果没有接受 PET

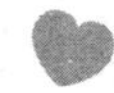

检查，若干年后会出现大便不通畅或者便血，那个时候再来检查，或许已经发展到无法手术的地步了。他是因 PET 检查而捡回了一条命啊。

他的妻子也很了不起啊，可见她多么担心自己的丈夫，为了让丈夫健康长寿，硬拉着他来听讲座。如果因丈夫顽固就放弃的话，就无法诊断和治疗了，他肯定非常感激妻子吧。不知道他有没有口头表达对妻子的感激之情，男人即使心里明白也说不出口。

“是这样吗？”

就是这样的。

之后，这位患者顺利进行了直肠癌手术，健康出院了。

PET 检查的最大优点在于能让这种没有症状的患者感受不到检查的痛苦，并准确地给予诊断。

我再介绍一个病例。一个胃癌患者在做术前评估检查的时候，发现了直肠癌。因为发现了两种癌，所以做了 PET 检查，结果居然在心脏内侧发现了肺癌。

一次手术不可能同时摘除三个病灶。肺癌最严重，所以第一个手术是肺癌手术。等患者恢复半年左右的时间，再同时做胃癌和直肠癌的手术。如果不做 PET 检查，就发现不了肺癌吧。这样的话，或许这位患者一年以后就会死于肺癌。还是 PET 救了患者一命。

PET 检查唯一的缺点就是费用高。等将来有一天 PET 检查费用降低、得到普及，会有更多的患者在早期发现病症。然而，我认为现实中最大的难题是，PET 检查的优势还没有广泛地渗透到医生群体中去。

实际上，本院刚开始做 PET 检查项目的时候，我们也对其抱有怀疑态度。不过，在对多例病症进行检查之后，我们理解了 PET 的有效性。癌症患者最好做一次 PET 检查，它不仅可以诊断癌细胞的转移情况，也有助于多发性癌症的诊断。

PET 检查还远未得到普及，因此能够依靠该检查来做诊断的医生并不多。实际上，有相当多的人认为“如果有 PET 检查就好了”。本院有 6 台 PET 仪器，非常了解其优势，所以我们同时也是 PET 检查的“传教士（Evangelist）”。

“那是什么？”

“传教士”，给世人以启迪。我们要在学会等场合，介绍 PET 检查的作用，让医生们认识到其价值。

“对健康的人进行疾病的筛查，和对病人进行疾病的证实，是完全不同的过程。”

——《医生的规则 425 医生的心得文集》

福井次矢译（南江堂）

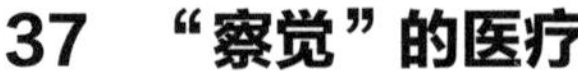

37 “察觉”的医疗

在医疗过程中，“察觉”很重要。

“老师，察觉算医学吗？”

说这个话证明你们还嫩着呢。确实没有办法把“察觉”当作医学知识，将其系统化。但是，“察觉”有时确实能救人性命。

“什么时候呢？”

那是在我做实习医生第一年秋天的事情，那时我正好轮到在儿科实习。第一年的实习，直白一点儿说我就是一名“做客”，就像现在的你一样。

“啊。”

硬要说的话，也就是提高与患者交流的能力吧，可以说这是实习医生工作的全部。在儿科，跟小孩儿很难沟通，因此一般都是以和孩子的母亲沟通为主。

有一个不到 1 岁的孩子患有 VSD（Ventricular Septal Defect：心室中膈缺损）。前几天刚做了心导管治疗，早上查房的时候，孩子的母亲说“喝奶情况不好”。我检查了一下孩子的腹部，发现很胀。通过叩诊未发现鼓音和金属音（Metallic sound），但其腹部气体潴留，横膈肌上抬，呼吸困难。我担心他患有 ACS（Abdominal compartment syndrome：腹腔间隔室综合征）。

如果不立即排出气体的话，或许会造成换气功能障碍，从而导致呼吸停止。即使并非如此，孩子患有心脏病也要吸氧。

我立刻前往值班室，拜托护士给孩子灌肠。

上午护士一般工作繁忙，那一天护士也没能立即过来处理。过了一会儿，我再次去看了该患儿的情况。

我问："怎么样了？"孩子气息微弱，母亲非常担心地说："看上去很痛苦的样子。"这与 VSD 引发的呼吸困难（Cyanosis）不同，虽然患儿还在吸氧，但这明显是换气功能障碍。如果在旁边什么都不做的话，很快孩子就会停止呼吸。

什么都不会的儿科实习医生，面对的又是不足 1 岁的幼儿，复苏之类的我根本做不到。

"医生怎么办啊！"

我还在被人叫"医生"会忍不住羞涩的时期。我在心里反驳道"我还不是'医生'呢"，说实话我非常害怕。但是没时间犹豫了，我能做的就是心脏按压。幼儿的胸部非常柔软，我战战兢兢地按压着心脏部位，当然，同时也拜托孩子的母亲去喊医生。

主治医生（指导医生：Oben）立刻就赶来了，代替我进行心脏复苏。他用两根手指按压着胸部，我明白我所做的根本不能称为心脏复苏。随后医生拿掉了孩子的尿片，用小指刺激其直肠，与此相呼应进行排气。结果腹部的潴留减轻了，呼吸也顺畅了。指导医生完美的处理避免了大祸，我摸着胸口松了口气。

虽然孩子的命不是我救的，但我切实体会到了我的工作事关性命。

我所拜托灌肠的护士是新来的，事后我在走廊上遇到她，跟她说“若是早一点儿给孩子灌肠就好了”，她红着脸回答“对不起，我太忙了。”

或许对新来的护士来说，判断工作的优先顺序是比较困难的。当时若是我亲自动手给孩子灌肠，或者戴上手套刺激其直肠，或许也就没事了。后来，指导医生也教育我“发现异常要迅速处置，对于幼儿来说迅速处理尤为重要”。

再举一个教训深刻的例子。在儿科早上查房的时候，患儿被怀疑得了肿瘤，医生马上判断可以进行手术，并安排了手术。但是手术必须等到傍晚才能做。儿科的肿瘤，即使感觉不到疼痛也是急性腹症。昨天没查出而今天查出肿瘤的话，可见肿瘤在急速增长。等到傍晚再做手术，肿瘤很有可能会破裂。

我深切地感受到把书本上没有提及的“该科的常识”教给实习生，也是必要的实习内容。

腹部肿胀。

这是谁检查都能确认的症状，但是如果医生忽视了它会怎么样？如果早上查房时听说了“孩子喝奶情况不好”却不为其诊查腹部，又会怎么样？或许孩子就这么停止了呼吸，或许可能因为处理太迟而导致患上低氧血症。

“察觉”不可能成为学问。与验血不同，它不可能通过客观的数据来评估，但它事关拯救患者的性命。

患儿的情况有异？让我看看腹部，腹部肿胀，是肠梗阻吗？

是做腹部普通 X 光检查，还是要灌肠？

即使不是指导医生，也能进行这样的思索和诊查吧？我在优柔寡断中度过了实习的第一年。

“我决定下次要检查患者的腹部！”

……要随机应变啊。

实习医生应具备的素质

有一点要和你们交代清楚，你们能否实践它，那要看你们自己。但我必须趁现在，在你们还没有被污染，还有一颗纯洁的心的时候，告诉你们作为一个医生、一个社会人所必须具备的素质。

38 Boys，be ambitious!（青年啊，要胸怀大志）

Boys，be ambitious！（青年啊，要胸怀大志！）

你们听过这句话吧？

这是北海道大学前身——札幌农学校的克拉克博士（William Smith Clark，1826 年 7 月 31 日 ~ 1886 年 3 月 9 日）给毕业生的饯别赠言。这句话广为流传，但在研究者中有人对这个日文的翻译有异议。

克拉克博士既是农业学者，也学过经济学。后来创过业，但似乎并不顺利。因此，他对毕业生们说的这句话，包含了希望他们在社会上获得成功的含义。它不是“美国梦”，而是“日本梦”的体现。我认为这就是其本来的意图。

原本“Ambitious”一词没有“志向”的含义，也就是说翻译成“抱有野心并取得成功”并不准确。

“野心”一词与日本文化不相称，因此我认为将这个词意译为“大志”是很妥当的。但现实是，以众生平等为美德的日本社会，或许不能接受这个“日本梦（Japanese dream）”。

不论是哪种译法，它都包含了年轻人即使历经社会风浪，也要坚持走自己的正确道路的含义。知道我想表达什么吗？

“Residents, be ambitious！”（实习医生啊，要有野心！）

That's right！（回答正确！）

但现实是残酷的，虽然心有抱负但往往不能实现。这是北海道的一个晚辈留下的文章的题目，在网上有登载，希望你们去读一读。她是一位 29 岁的儿科医生，未能实现抱负就罹患大肠癌去世了。她将自己未能完成的遗志写下来，传递给了年轻一代的医生。

《是医生，也是一名患者，一个 29 岁的单身人士》(11)

39　以良医为目标！

你们知道“名医”和“良医”之间的区别吗？

“不，完全不知道。”

在广辞苑中，所谓“名医”，是指“富有名望的、杰出的医

生”，而“良医”是指“医术上优秀的医师、名医”。虽然下了定义，但还是不容易区分。

我所理解的名医是指懂得高难医术，具备其他医生所没有的技术的医生。这需要较为客观的评价，像日野原重明先生、镰田宽先生、柏木哲先生那样具有有完美医术的人以及外科拥有“神之手”称号的医生，我认为他们都是名医。

良医即使不会高难的医术也可以，他们贴近患者的心，体察患者所想，对患者循循善诱。这些虽然是理所应当的事，但在实际临床中很难实现。

年轻的医生不应该以“名医”为目标，而应该以“良医”为奋斗目标。说这句话的是诹访中央医院的名誉院长——镰田宽先生。他说能得到患者信任的，患者愿意找其看病的就是“良医”，并提出了符合“良医”的 10 个条件（以下为引用）[(12)]。

一、能仔细倾听患者的讲述；

二、能用浅显易懂的语言进行说明；

三、比起药物和检查，更重视对患者生活上的指导；

四、必要时会给患者推荐专业医生；

五、会顾及患者家属的心情；

六、会考虑到患者所居住地区的医疗以及福利情况；

七、清楚医疗的极限；

八、理解患者的痛楚、艰辛和悲伤，并感同身受；

九、满足患者想要听取其他医生意见的要求；

十、能在不给予打击的前提下，将真实情况告诉患者。

个人觉得这是真理，你们可以把它奉为指南。

“是。不过，这说的难道不是老师您吗？”

奉承话就算了，不管是奉承别人还是被别人奉承，我都不擅长，也不喜欢。

“名医”不是想当就能当的，成为名医要花 20 ~ 30 年的时间。如果更进一步，想要成为超越日野原先生那样的“名医”之上的“圣人”的话，那就更难了。但是，如果想要成为你眼前患者的“良医”，从第一年开始就能实现。

即便嘴上不说，自己也能以良医自负吧？想要成为“良医”很简单，但实践起来很难。你要付出比常人更多的努力，要有想成为“良医”的那份热情。

医学的知识、对病情的理解和想象力、作为一个社会人的教养、措辞、为对方着想的沟通能力以及对其他行业的关注，这些都是你必须要锻炼的，至今从未涉足过的各种能力。我坚信只要朝着目标去奋斗，就能不断地进步、蜕变。

热情是推动自己前进的原动力，能让自己成长。让我们真挚、诚实地对待患者，同时也真诚地面对自己吧！

或许“良医”的前方就是“名医”。

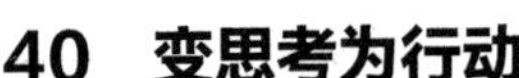

40 变思考为行动

年轻的时候，你们要经常设定具体的目标，并朝着它努力前行。哪怕是“想要成为良医”“想要留学”这样模糊的目标也行。

当然，不能只是想想，重要的是要为之努力。如果没有目标，那就只能浑浑噩噩地过日子，不会有进步。人一旦有了目标，就会常常反省自己的不足之处，从而为了弥补不足而努力。

假设有位很难诊断病情的患者来就诊，在别的医院他没能获得诊断，他很痛苦，希望你无论如何都要救治他。想为他诊治，就必须学习，你这样想自然会养成学习的习惯。

然而，医学深不可测，学无止境。无论怎么努力，还是有很多不懂的东西。专业以外的知识自不必说，即使在自己的专业领域，也有很多你不知道的知识。医生的知识和技术不会随着资历的增长而自然增长，想要获得知识和技术就必须努力。

孔子曾在《论语》中跟弟子解释“知”的含义。

“知之为知之，不知为不知，是知也。”（选自《论语·为政》）

也就是说，你觉得自己知道了，其实你所不知道的更多。所以，不要不懂装懂，要不断地去探求你所不知道的。

“优秀的临床医生清楚自己所不知道的。”

——《医生的规则 425 医生的心得文集》

福井次矢译（南江堂）

要增加自己的求知欲，像沙子吸水一样不断地学习、吸收知识。你会找到自己的课题，发现自己要做的事情。留学也好，获得学位也好，只要自己有了目标，就有可能得以实现。

拿破仑·希尔在其著作《变思考为行动》中，讲述了实现愿望的六条法则（以下为引用）(13)。

一、明确自己想要实现的愿望；

二、想要实现愿望，你应当考虑为此你能付出什么；

三、你要定下一个实现愿望的“最后期限”；

四、要制订实现愿望的详细计划，即使还未做好准备，也要毫不犹豫地立刻付诸行动；

五、想要实现的具体愿望、为此付出的代价、最后期限以及详细的计划，要把这四点详细地写在纸上；

六、每天早晨起床后和晚上睡觉前，要把写在纸上的宣言大声地读出来。

这时候，你要充满自信，就像自己已经实现了愿望一样。

诚然，在实现目标的道路上不可能一帆风顺。但是，心里

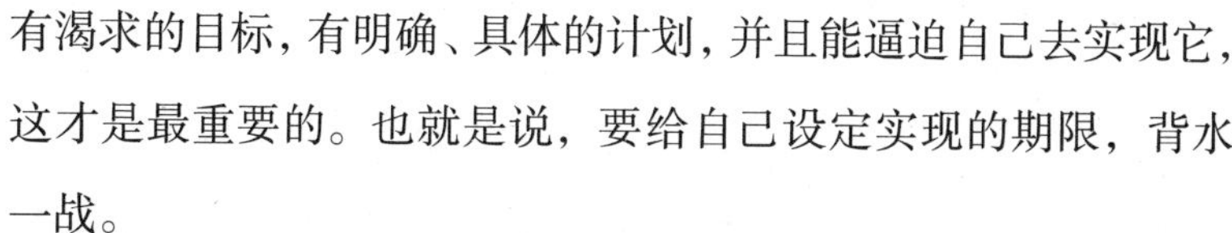

有渴求的目标，有明确、具体的计划，并且能逼迫自己去实现它，这才是最重要的。也就是说，要给自己设定实现的期限，背水一战。

通过逼迫自己，能够迅速地采取行动，也能更有效地利用时间。哪怕过程艰辛，也能为下次应对相关难题积累一定的经验。

41　磨炼Sense（感性）

我们指导医生能够教给你们的是知识和技术，能够提供给你们的是经验、教训以及诊断疾病的机会。想要教给你们很多东西，实际上也有很多机会教你们。

但是，有一样东西我们无法教给你们，那就是“Sense（感性）”。Sense 要靠自己去磨炼，只有经过自己的千锤百炼才能获得提升。

Sense 不是只要努力了就一定能练出来的。若说有办法能够磨炼和提升 Sense 的话，那就是打破自己的价值观吧。自我封闭是不会成长的，要接触价值观不同的人或者事。比如书籍、绘画、音乐，电影也未尝不可，还要和各色各样的人交流。在这个过程中反复切磋，才能练出自己的 Sense。

Sense 的好坏也许不会改变什么，但是拥有良好的 Sense 是再好不过的事情了，这或许类似于人格魅力吧。

“人生需要平衡，你们要追求医学以外的兴趣爱好。”

——《医生的规则425 医生的心得文集》

福井次矢译（南江堂）

“感性是最好的技术”，这是佐久综合医院已故医生——若月俊一先生说过的话。

这是经过岁月沉淀才能达到的境界，对年轻人来说很难，但是你们最好记住它，因为不少医生终其一生也未得其解。

所谓感性就是这样的吧？如果自己不能有意识地去锻炼、磨炼它，就永远得不到提高。

一直追求着自己心中理想医疗的若月先生，他的这句话很重要。作为一个医生能否在医疗中运用这种感性很重要。对于你们来说，必须在实践中磨炼这种教科书以外的课题。

为了发现疾病（诊断），就必须观察很多正常状态的人，也就是要有区分鉴别的能力。对，就是要磨炼Sense！

42 眼睛会说话

眼光和眼力。眼睛是心灵的窗户，要记住眼睛能够暴露、隐藏很多内心的秘密。

门诊的时候，为了能够了解患者的真实想法，你的眼睛要从电子病历的显示器上离开，跟患者进行面对面的交谈。即使很忙也不要在脸上表现出来，即使有不明白的地方也不要流露出不安的神情。

“不要一边做其他事情，一边听患者诉说，要全神贯注地倾听。”

——《医生的规则 425 医生的心得文集》

福井次矢译（南江堂）

也不用跟患者坦诚相待，但至少要面对患者，如果你连招呼都不打一个，患者是不会对你敞开心扉的。

还有一点，要注意视线的高度。如果对方是一个身材娇小的老奶奶，你居高临下地看她，会让她觉得“医生高高在上”，从而产生畏缩的情绪。这样一来，就无法构建医患之间的信赖关系。

我在和实习医生第一次见面的时候，一定会看对方的眼睛。是有着一颗充满抱负的心，还是觉得马马虎虎就得了，我一目了然。

还有，就是握手，握手也能表露一个人的心迹。我用力握对方的手，如果对方也用力回握的话，那他就是一个有自信的人。而喊着“疼疼疼”的人，就是一个缺乏自信的人。在欧美商业界有一个不成文的规矩，握手没有力的人是不能信任的。

今后也请多多关照！

（握手）

“疼！”

嗯？你还差得远啊！

“交谈时，如果对方的眼睛在转动，说明没有集中注意力听。”

“脸要常常朝向患者。视线的交流要适度，不要给对方造成不快。不可以盯着对方看，有一些患者无法与别人视线相交。要学会用余光来观察对方。”

——《医生的规则425 医生的心得文集》

福井次矢译（南江堂）

43 Time is money（时间就是金钱）

一定要守时！

医生常常不遵守时间，虽然工作繁忙是事实。有时虽然安排好了计划，但是来了急诊患者不能不去处理。从聚餐、酒会，到报告会，甚至是学会，医生迟到或者缺席都是常态。世人常说“因为是医生，没办法”“医生太忙了，不得已”，也就是说在这点上，医生得到了大家的谅解。但我们不能因此而纵容自己。

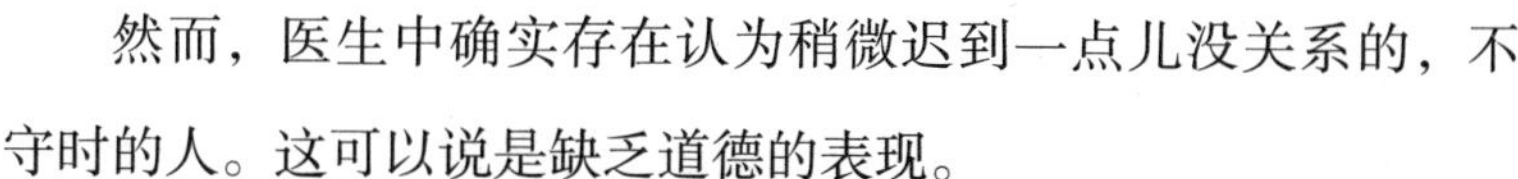

然而，医生中确实存在认为稍微迟到一点儿没关系的，不守时的人。这可以说是缺乏道德的表现。

换个立场想想看，你自己也不愿意和这种不守时的人打交道吧？成年人之间的交往是建立在互相信任、互相尊重的基础上的。其中，最基本的就是要严格遵守时间。时间的存在就是让人们遵守的。为了做到守时，要算好工作结束的时间，这样才是专业的工作状态。

当然，守时不仅仅是指遵守约定好的时间。

医生早上工作时间开始得早，7 点集合，那么 6 点就必须起床，这样的话就不能熬夜了。跟学生时代不同，坚持作息规律也是很重要的工作内容。

在查房前，要通过查看病历和验血结果来确认患者的情况。然后，对情况不稳定的患者，要直接与责任护士进行确认，然后再开始查房。患者人数若是达到 20 人的话，不知不觉 1 个小时就过去了。在早会开始之前，必须结束查房。

早起三分利。

为了一天的工作能够顺利开展，早上必须要早一点儿开始！

“是！”

44　一般社会素养和人格魅力

看今天早上的新闻了吗？

“没有。”

医疗制度有了很大的改动，没什么兴趣吗？若今天门诊的患者在就诊过程中问到这个问题，你怎么办？在门诊中，与患者进行面对面交流，内容可不仅仅是问诊、诊断、开处方哦。

你每天看报吗？

“不看。”

那么，你最后一次看报是在什么时候？

“呃，这个……”

这样啊，看样子很久没看报了啊。哪怕像你这样的新人医生，也有可能要像人生的前辈一样，和七八十岁的老人解释病情。我也不是说看报就代表了一切，但是人生阅历少，不谙世事的话，患者能相信你所说的话吗？你光用最新的医疗理论向患者论证，他也不会感激你。

学习医学知识是很重要，但考虑患者的感受，在说明中穿插一些闲聊，会让患者更容易接受。因此，作为一个社会人，掌握一般常识，关注社会形势也是很重要的。和门诊的病人一句都聊不起来，作为一个医生也就失去了人格魅力。

你试想一下，看看现在你所会的、所知道的，试着掂量一下自己。你自己如果是患者的话，你愿意让现在的你看病吗？

“……”

是吧？觉得还要更加努力学习吧？还要磨炼一下自己的人格吧？你要成为患者想选择的医生。

患者当中还存在着“怪兽患者（Monster patient）”，连我们为其看病都会觉得很棘手。你们别说是应对了，充其量只能成为他们抱怨的对象。这种情况下，你们可以找我们这些指导医生。

不过，将来你们也有代替年轻医生来应对这种患者的时候。因此，你们要磨炼能够应对任何患者的能力。你们要是能应对“怪兽患者”的话，也就成为一名真正的医生了。你们要成长为一名患者愿意选择的、富有人格魅力的医生。

“医学院的教学中，没有跟人生有关的课程。”

——《医生的规则 425 医生的心得文集》

福井次矢译（南江堂）

“从事护理工作的我们，要时常考虑人究竟是什么、人应该怎么活，并且不断地钻研。”

——佛罗伦萨·南丁格尔（14）

前几天，在东京听了一个名为“全球化时代所需要的人才”的讲座。主办方是冠了 5000 日元纸币上的新渡户稻造之名的新渡户国际学校。

“老师，5000 日元纸币上的不是女性头像吗？”

稍等，我看一下钱包。……哦，现在是樋口一叶了啊。新渡户先生是旧版纸币上的啊，不好意思。

“老师也有搞错的时候啊。”

“过则勿惮改。”犯错是人类的特权，我不仅会纠正你们的错误，有时还会向你们学习。

演讲者是东京大学的理事——江川雅子女士，就职于美资证券公司，是取得了 MBA 学位的优秀人才。给人的感觉是一位聪明且帅气的职业女性，她演讲的内容我也很感兴趣。

她将全球化时代对人才的要求总结为以下几点：

一、理性思考；

二、跨文化交际能力（Cross-cultural competence）；

三、鲜明的个性（不比头衔，比实力）；

四、交际能力（除了学习，还要有实践能力、英语能力，世界通用的语言是蹩脚的英语）；

五、涵养（文科的重要性）；

六、Street smart（在社会的多样性中磨炼待人接物能力、判断力、灵活性、活动能力、团队合作能力、交流能力。这些不是在学校学到的，而是在实践中掌握的能力）。

江川女士讲到，以全球化为目标，要求的不是平均，而是个性（差异）。同时要具备多样性（Diversity）和跨文化交际的能力（Cross-cultural competence）。

各种不同的想法融合到一起，从而产生新的认识，这就叫作“Medici effect（美第奇效应）”。在文艺复兴中起到关键作用的美第奇家族出资举办了一个沙龙，把各学科领域中的文化人集中到一起并由此产生了很多新的价值观，从而产生了“美第奇效应”这个词汇。这也是一种头脑风暴（Brain storming）。

顺带提一下，你们知道美第奇家族跟医学也有关联吗？

其家族名称来自于医学上的“Medicine（医学、药物）”这个词，其家徽是一面盾牌和五个球体，至今仍挂在佛罗伦萨美第奇家的墙上。那五个球体代表的是药丸，美第奇家族原本就是药商，并由此积累了大量财富。

回到正题上来。为了成为全球化时代所需要的人才，必须要认识到以下几点：

一、规划个人的职业生涯战略。

发挥自己的优势，重视优先权，坚持自己的意见，坚持自我，不拘泥于“寻求自我”，享受工作。

二、保持多样性，培养跨文化交际能力。

注意学习曲线，坚持学习。

三、要有目标。

目标不清晰也没有关系，只要有目标意识，就能很快找到目标。关键的时候，回头重新设定目标也未尝不可。人生充满了惊喜，要灵活而积极地去面对。雁过拔毛，要有谈判强手（Tough negotiator）的思维。

这个讲座与我的人生观有一致的部分。

“老师，您要成为全球化的人才啊。”

喂喂，演讲的主旨在于让大家思考自己的课题。

“我只要在日本工作就满足了。”

要有更大的梦想！

45 接触艺术

State of art.

你们要记住医学是建立在科学（Science）和艺术（art）的基础上的。

你们听说过这句话吗？

“没有。”

乍一看，医学好像跟艺术不沾边。但令人意外的是，我们在医疗过程中会意识到艺术。

例如，我做胃镜的时候，不会让患者打一次嗝儿，也不会给患者带来任何痛苦。在没有任何痛苦的前提下，为患者做细胞诊断和活检，并最大限度地获取信息。对于我来说，这就是 Science 和 art。每个医生所关心的领域、医治的对象或许有所区别，但有不少医生都意识到了艺术这一点，并因此为患者提供

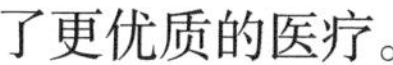

了更优质的医疗。

换个话题，旭川市的旭川动物园为了博人气，举办了动物行为展览，你们去看过吗？

“没有。”

我在旭川的时候，主办方才刚刚开始为这个展览做改装，游客稀稀拉拉的，感觉不知什么时候或许就开不下去了。所以，这个动物园现在人气这么旺，真是奇迹。它已经跻身旭川观光胜地之列了。

真正好的东西，是会传扬出去的。

你们会去美术馆吗？

“不，我不怎么感兴趣。”

是嘛，但是为了提升跨文化交际能力，要接触不同的世界，这从很多意义上来说可以给我们带来刺激。

近来，美术馆的展出方式也在发生变化。例如，在“药师寺展”上，你既可以从背后欣赏国宝——日光、月光菩萨像，也可以从上方进行观看。

兴福寺举办“国宝阿修罗展”的时候，也是可以360度全方位进行观赏，后面同样也看得到。这些佛像的背部也是精心雕刻而成的，这在平时摆放佛像的地方无法看到。如果在兴福寺拜佛的话是绝对看不到背后的。

看照片和看实物也是不一样的，阿修罗像比想象中的要小，但其静谧的表情令人着迷。我不知道为什么要把它弄成三头六臂的样子，但我很佩服古代制作佛像的工匠的想象力。

这种展出方式尚属首次，陈列、展出佛像的同时，也包含了“希望世人从各个角度来观赏”的意图。既存的价值观不是一切，美术馆也想创造新的价值观吧。随着“看法”的不同，事物常常也会展现出不同的一面。

一位名叫土门拳的摄影师为佛像拍的照片也是如此。只要对手部、足部、侧脸等某一部位做一下放大，或者黑白明暗处理，就能迷惑世人。虽然是以前看到过的佛像，但看了他的照片，就会发现佛像展现出了完全不同的姿态。这照片不仅留住了时间，还给人以向世人诉说的感觉，真是不可思议。

动物园也好，美术馆也好，都有着只有专业人士才懂的部分。

我所举的这些例子中，专业人士为了简单明了地向大众传递他们的理念，都在积极探索展现方式的方法论。为此，他们必须打破既存的价值观，他们或许会因此而遇到巨大的障碍。但也正是因为这样，在实现的那一刻，他们才能完成蜕变，呈现出与之前完全不同的新世界。

圣路加国际医院的日野原重明先生，在美术上也有很深的造诣。除此之外，他还涉足了音乐、文学等很多文化领域。正因为如此，日野原先生才能如此有深度。

“护理是一门艺术。”

——佛罗伦萨·南丁格尔[(14)]

文艺复兴时期的雕刻艺术家米开朗基罗，在被问及雕刻的秘诀时这样答道：

“所谓优秀的雕刻作品，其实早就孕育在石头里了，我只是将它从中拿出来而已。”

他还说：

“想努力创造完美的东西，必须具备纯洁的心灵。”

从某种意义上来说，诊断疾病时的心境跟这类似，都必须具备相当的实力。

原本，诊断病人所患有的“疾病”，要评估病人身上的各种症状，做必要的检查，然后推导出正确的疾病名称。在这一过程中，不可以被自己的想当然所误导，也不能骄傲，要认真对待每一个病例。

“必须要考虑那么多吗？”

不，也不用勉强自己去做，但是将来有一天你总会到达那种境界。等你们能做到的时候，医疗又会赋予你们新的价值观。不是仅靠美术就能取得突破（Breakthrough）的，要通过接触医学以外的价值观来拓宽你的眼界。

只懂医学的人，作为一个社会人是无趣的。总之，你们要有意识地提高自己的人格魅力！作为一个医生、作为一个社会

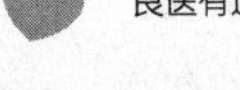

人，你们都要成长起来。

46 LOHAS（乐活）

你们知道 LOHAS 这个词吗？

“那是什么意思？”

LOHAS 是 Lifestyles of Health and Sustainability（重视健康和可持续的生活方式）的缩略语，我觉得医生也应该重视它。

“为什么要把它和医生联系起来？”

医生是一个有高度的知识要求和技术要求的职业。因此，高考的时候你们必须过关斩将。然而，当医生的难点在于不是考上了大学就万事大吉了，而是要持续奋斗一辈子。

“真不容易啊。”

喂喂，不要说得事不关己一样，我是在谈论你们的将来啊。

“您继续。”

想听吗？

“当然要听！”

刚当上实习医生的时候，大家都会意气风发地努力。有数据显示，两年的实习期大概会耗掉你们三分之一的热情。

医师资格和律师、会计师一样，被称作“黄金执照”。在旁人眼里非常耀眼的职业，其实并没有那么简单。我想你们也渐渐感受到了。

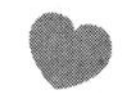

“跟学生时代不同，不能因为想睡懒觉而翘课。”

一般的社会人都是如此……

到了五月份，医生会得社会上常说的五月病（在春夏之交的五月份，因为理想期许和现实的差距，还有人际关系也没有达到想要的状态，而产生的厌倦易疲乏的情绪问题），虽然想着要努力要加油，但是精神上、肉体上都达不到，从而陷入矛盾纠结的状态。因值班而睡眠不足，第二天还是要正常上班。这种时候你们会觉得很辛苦吧？然而这就是医生的工作。

听过 Noblesse oblige 这种说法吗？

“这也是第一次听说。”

翻译成“地位高则责任重”，一个人从社会上得到的财富、地位和声誉越多，他要对社会负的责任就越大。也可以以此来理解“作为医生的责任和义务”。

岐阜大学研究生院医学系研究科的产业卫生领域研究室，于 2009 年发表了一篇名为《第一年实习医生的倦怠和职业压力及其应对特性之间的关系》的文章。文中提到，针对第一年的实习医生，展开了实习开始两个月后发生倦怠情况的调查。结果发现，“陷入倦怠状态”或者“临床抑郁状态”的实习医生的比例，男性为 26%、女性为 36.6%，平均约有三成的实习医生陷入了倦怠或者抑郁状态。

医生的平均工作时间很长吧？早上 8 点以前上班，晚上下班再早一般也要 7 点多，也就是说，每天一般要工作 12 个小时。

如果有重症患者的话，连续工作 22 ~ 23 个小时都是正常的。

从医学生一下子过渡到医生（社会人），光是应付一般的工作就已经够呛了，还要值班，假期里也会因患者情况的波动而被叫回医院，有些人精神上就渐渐产生了疲惫。不知道手机铃什么时候会响，这样的精神紧张状态，会持续 24 个小时、365 天、很多年，甚至是一辈子。在我的前辈中，有人因为不知道什么时候会被叫起来，所以值班的时候不敢睡觉。

因此，光靠工作价值和责任感，是无法从事医生这个职业的。在实习医生中也会出现精神崩溃和体力不支的人，这是不可避免的。正是因为这样，我们要考虑可持续工作的方法。

众所周知，日本的医疗现状是医生不足。此外，年轻的实习医生缺乏干劲，退出了医疗第一线，这进一步加剧了医生不足的情况。陷入“倦怠或者忧郁”状态的实习医生们，如果今后仍然能够感受到工作的价值，选择继续实践医生的职业生涯，将会拯救日本医疗的未来。

你不会失去干劲吧？

“不会，因为有您的指导。”

这种一眼就看穿的奉承话不说也罢。

“您看出来啦？”

你平时不会说这种话。

最近在体育界实施的心智训练（Mental training）、心智管理（Mental management），也应该引入医学教育之中。在体育界，

运动员也常常陷入过度紧张的状态。而在医疗中，救人性命的场面比体育竞技更具紧张感。所以有必要给予医生以支持，让其产生自信和干劲。

“我在大学里一直坚持体育运动，所以没关系！”

嗯，你的情况我不担心。

但是，你周围同届的医生怎么样呢？其中有没有什么精神不足，或者看上去像得了五月病的人呢？如果发现了这样的医生，请及时告诉我。

“知道了。”

考虑到现在的医疗情况，有人提倡要构筑新的医患关系。“已经不能再用希波克拉底誓言了”，这一宣言内容对于实习医生来说可能更容易理解。医生要有更加具体的职业目标。医生要真诚地面对患者，在得到患者理解的同时相信医学的可能性。

资料：“已经不能再用希波克拉底誓言了”21世纪新医生宣言计划（15）

我的新医生宣言

在每天的工作中，我不否认有时会想要放弃，有时会觉得“就这样吧”而妥协，有时会受到诱惑和压力的侵蚀，或许还会没有余力去体谅患者的内心。这些时候，我会回想起以下的宣言。作为一名医生，我会和患者或者同人们一起烦恼，我宣誓我会鼓足干劲，继续走下去。

一、对患者我还有一些不了解的地方，在此前提下我会努力去体会、理解他们的心情和痛苦。而另一方面，我也认识到患者不可能百分百地理解我们想要传达的内容，为了彼此能够互相理解我决不懈怠。

二、在和患者决定治疗方案的时候，我不会将我的方案强加给患者，也不会完全丢给患者让其自行选择，我会和患者一起确定治疗方案。

三、我不会忘记医疗行为有时也会害了患者。若是患者不幸产生了严重的副作用，我会坦诚面对患者及其家属的悲伤。

四、我会时常注意，是否给患者开出了不恰当或者过多的药物，是否对患者进行了错误的、过量的检查。当意识到发生了类似情况时，我会和患者商量，考虑更好的治疗方法。

五、我在帮助患者维持、恢复健康，或者减轻症状的同时，也会积极面对患者生命走向尽头的过程。

六、在任何情况下，我都会最大限度地尊重患者的希望。即使医疗已经无法解决患者的问题，我也会继续做患者商量的对象。

七、我内心的敌人是明哲保身、利益优先的功利主义，以及来自外部的利益诱惑。同时我也会注意，有时自己在医学方面的好奇心也会成为损害患者利益的因素。

八、我会在尽量倾听患者期望的基础上，将我所能的和我

所不能的告诉患者。有时也要求助于医院内外、能力在我之上的医生。

九、在得到患者或者同事们的帮助时，我会跟他们说“谢谢”。而发现身边有精神受挫的同事，我也会关心地询问“怎么了”，并倾听其烦恼。

十、我要不断地从文献资料中学习医学知识，向前辈学习各种技术、向同事以及其他行业的人学习临床的智慧，学会关注晚辈渐渐消退的工作热情，学会从患者的角度考虑我该成为一个什么样的医生、该做些什么。

十一、我要珍视指出我错误的人，要积极听取对自己的批评意见。同时，我也会指出同事或者上司可疑的态度和行为。

十二、医疗是公共财产，是社会共有的资本。因此，对于那些从专业角度来看不合理的要求，我会认真面对。

面对死亡时医生的目光

医生的工作不仅仅是守护“生”，“生”的尽头必然存在着“死”。

事实上，“生”和“死”是“正反一体”，也是“二律背反”的两方面。当我们为临近“死亡”的病人诊治时，必须要直面“死亡”。

我们诊治患者的过程，也是和家属一起面对患者内心的过程，我们对其内心的恐惧、焦躁、彷徨、遭遇以及悲伤要产生共鸣。你能完全理解患者的心理吗？当患者悲伤地问你“大夫，我是不是已经没救了”时，你能看着他，用温柔的语言宽慰他吗？

47　“哀伤”和“孤寂”的区别

提问！

你知道“哀伤”和“孤寂”的区别吗？

“好像明白，又好像不太明白……”

有一位患者和我谈过这个话题。在长年一起生活的老伴撒手而去之后，老爷爷来就诊。他原本是一位富态的老人，进诊室的时候我感觉他明显小了一圈。

您怎么样啊？

“刚做完了头七”，他说着就哽咽了，眼睛也湿润了。

在此之前的很长一段日子里，每次来门诊他都会聊起妻子，告诉我“老伴已经时日无多了”。

这一天听完他这句话以后，我特意没有接下去说，想着他需要整理一下情绪。

之后，他又接着对我说：“女儿们也都回去了，家里就剩我一个人了。当然，之前老伴一直住院，我一直一个人生活，也不是不习惯……可是，老伴已经不在了。对‘哀伤’我已经基本习惯了，从某种程度上说当时也做好了心理准备。而‘孤寂’的感觉却日复一日地强烈了。”

“哀伤”和“孤寂”是不同的吧。

“我切实感受到了。起床、吃饭、看电视、洗澡，总是陪在身边的人，已经不在这个世上了，我脑子里很清楚，但是心里无法接受。”泪水从他满是皱纹的脸颊上滚落下来。

据说，人世最大的悲伤和精神负担莫过于失去伴侣。

对于你们来说，相处时间最长的应当是父母了吧。在上大学前的 18 年里，你们和父母生活在一起，暑假也是回老家和父母一起度过。

但是，对于父母来说，比起和你们一起过的日子，他们夫妻之间相处的时间要更长。等孩子成年开始独立生活以后，又回归了夫妻的二人世界。像他那样 80 多岁的人，孩子独立以后，夫妻相伴已经生活了近 40 年。

对于人的一生来说，相扶相伴的生活是必不可少的，这或许已经超越了爱情的范畴。我们没办法插嘴，只能对他的“孤寂”表示理解。

这种时候，可以表达关心，问他：“您有没有好好吃饭？”“晚上睡得好吗？”为了避免由精神压力导致溃疡的产生，要考虑不给患者做胃镜，暂时以开胃药服用为宜。这位患者已经在服药了，所以不用追加开药。

对于来医院只是为了开胃药的这位老爷爷来说，我的诊疗或许成了他每月一次吐露心声的安宁之地。

门诊并不是一定要给出答案的地方，只要能给患者带来安心与满足，我认为门诊就已经最低限度地起到了作用。

后记

这位爷爷精神很好，至今仍到我的门诊来。

我给他开的处方只是 H2 受体阻断药这一种药物。我的门诊主要接收的是心脏不好的循环器官病人，而他每次都会来我这里开药。虽然已是 87 岁的高龄，却依然精神矍铄。

“明年就是 7 年祭了。”

日子过得真是快。

“还是觉得孤寂，不过不久我也要到这一天了吧。俗话说孩子是一世之缘，而夫妻有两世之缘，我很期待来世还能和老伴相遇。”

夫妻有两世之缘。

夫妻之间的关系，不仅存在于今世，还会在来世继续。我从患者身上学到了很多东西。

在繁忙的门诊中，和这样的患者相遇、聊天，会让我焦躁的心得到净化。或许我就是为了这种相遇而在坚持努力着。

48 剖检

“太好了，对方接受了你的诚意。”（这是某位实习医生的故事，假设称他为秋山君吧）

“剖检”。患者去世的时候，我们有时候会向家属提出“请允许我们解剖”的要求。这是为了对患者生前的病情进行确认，也是为了确认治疗内容的正确性，同时也是为了给我们提供学习的机会。

一位得胰腺癌的患者去世了，我们向其女儿提出了“剖检”的要求，没想到立刻就有了答复。

请您节哀顺变。不过，那个时候您的母亲能重温故里，在外留宿，真是太好了。

“是啊，母亲也很高兴。母亲一直住在东京的哥哥那里，说想要回福岛而来到了这里，结果回老家也就仅仅那一次。”

有一件非常难以启齿的事，其实我们想要提议给令堂解剖，用以做“剖检”。

对刚刚失去母亲还沉浸在悲痛中的您提出这个要求，我们的心情也很沉重。当然，这是自愿的，如果给您造成不快，您也可以拒绝。

我们不会对所有死者的家属都提出这样的“剖检”建议。像令堂患的这种胰腺癌，在如今的医学中，还是治疗难度很高的一种疾病。因此，通过解剖我们可以了解这个疾病的发展程度，为今后的医学发展做贡献，不知对于这一点您能否理解？同时，也是为了将来在治疗跟令堂同样的患者时，能够有所帮助。

还有一点，这可能算是医术不高的医生的诡辩吧，令堂生前我没能为她治好，请允许我至少在她回家以前帮她把患病的部分去掉，让她回家的时候身体能够轻松一点儿吧。

在您心情还没平复下来的时候就跟您提了这件事，或许会让您感到困惑。您跟家人商量一下再给我答复吧。您不用顾及我们的感受，您只要从为了医学的发展和已故之人病患的处理这两方面考虑来得出你的结论即可。

“好的。实际上，家母生前跟我提到了这事。她说‘我已经时日不多了，实习医生秋山先生经常来我的病房探望我，陪我

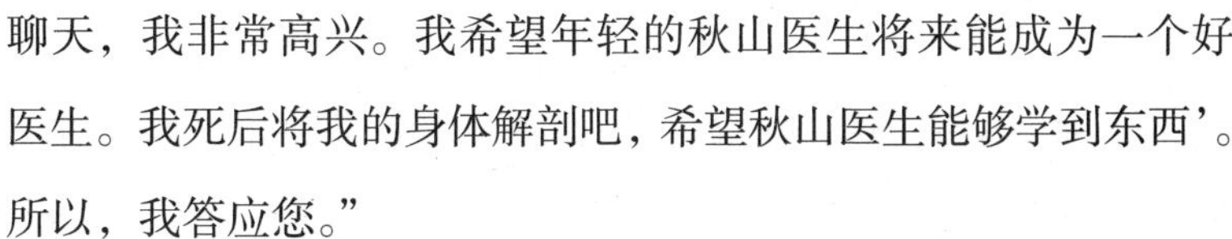

聊天，我非常高兴。我希望年轻的秋山医生将来能成为一个好医生。我死后将我的身体解剖吧，希望秋山医生能够学到东西’。所以，我答应您。”

啊？哦，好的，非常感谢你。不过，不用跟她儿子、你的哥哥商量一下吗？

“不用，因为这是家母决定了的事。”

明白了，非常感谢。秋山君，你也来道个谢。

真是令人意外的回复，我一瞬间呆住了。对患者女儿道谢后，我回头看到实习的秋山医生一个字都说不出来，肩膀在微微颤抖，沉默着向她深深地鞠了一躬。

该患者的胰腺癌，发展到 4 期 b 阶段（病情发展很快，已经转移到肝脏了），已经到了无法治疗的状态。她和她女儿对此都表示理解，也知道大概还有多少剩余的时间。在做好了接受 BSC（Best Supportive Care：最佳支持治疗）思想准备的基础上，为了能回到生养自己的土地度过最后的日子，她和女儿一起回到了福岛。而她选择的护理医院就是我们医院。

来到我们医院的时候，她已经没有食欲、身体很衰弱了，因此我们立刻安排她住院。之后，在她身体状态好的时候，几次建议她在外留宿。

“怎么样，这周末要不要在外留宿啊？”

患者有点犹豫，没有自信。

我们鼓励她，说周末天气看上去很不错，一定要出去。她的女儿虽然有些不放心，但还是决定陪母亲在外过一夜。过了周末，周一早上查房的时候，她精神抖擞地回来了，脸上挂着爽朗的笑容。

“有 10 年没回去了吧，回去一趟真好啊。”

那个笑容真的很明朗。

能回家真是太好了，你们来福岛的理由不就是想回老家嘛。等你身体好的时候，可以再回去住的。

然而，那一次是她第一次，也是最后一次在外留宿。

那之后，她的身体一天比一天衰弱，结果住院未满一个月就去世了。在那期间，实习医生秋山君只要一有时间，就会在早上和傍晚到她病房去，陪她说话，为她诊疗。实习医生能做的事可能还算不上是真正的医疗，是介于医生和护士之间的医疗行为。不过他想在患者最后的时间里帮助她，让她活得有意义，而她也感受到了秋山的这一份诚意。

知道吗？你要好好地接受她这份心意，这将是支撑你医生生涯的精神食粮。为了回报她的善心，你一定要成为一个好医生。你从她那里收获了无可替代的重要的东西，那就是 Empathy（共鸣），为对方考虑的那份心意。患者和医生的心能朝着同一个方向，是非常重要的，这是医疗的起点。或许也可以说成无偿的爱心，你带着爱心与对方接触，对方也会向你敞开心扉的。

医生这份辛苦的职业，唯一的回报就是和患者心意相通。当然这绝不是医疗的目的，也很少能够遇到，然而正因为有这

样的相遇，才能让这份艰辛的职业能够得以维持。

医生不是光靠头脑聪明，或者对疾病的了解，就能把这份工作做好的。因为我们的工作对象是叫作患者的人。

我们要通过交流把握患者的病情，获取患者的知情和同意（IC：Informed Consent），选择治疗方案，开始治疗。嘴上说起来似乎很容易，然而要解释得恰当无误，并且能让治疗顺利地进行下去，绝不是一件简单的事。

秋山君将来或许不会选择消化内科，但在实习刚刚开始的3个月，遇到这样的患者是他的运气。尤其是在打基础的阶段，得到了患者宝贵的馈赠。你一心一意地努力工作，或许有一天也会有这样的相遇。

如果遇到了，你一定要珍惜，把它变成你成长的助力。从现在起，你要为迎来这样的相遇而努力。

脑袋里掠过“一期一会”这个词。

我打心底里希望与我们的相遇能让患者及其家属感到幸福。为此，我们要尽心尽力地去做“现在我们力所能及的事”。

后记

秋山医生为了进一步探寻自己的专业领域，在初期实习结束后转去了其他医院。他为了制作内科认定医生的资料，要提交剖检病例的报告。他来征求本院的病理医生和我的同意，说想要报告这次的病例。

你当然可以报告这个病例了，你还清楚地记得她吧？

“那是当然。”

为了让秋山君将来成为一名出色的医生，她自愿提供自己的遗体做剖检。现在正是你用心做报告来获取内科认定的时候！

“谢谢您。”

你要成为一个出色的医生哦！

“是！”

49 情感注入

我不清楚对患者过度的“情感注入”是好事还是坏事，但总有抑制不住自己情感的时候吧。

我的患者很多都是胰腺癌和胆管癌的患者，这些都是很难治的疾病。为了了解治疗的效果和癌细胞的发展程度，在患者过世以后，我会拜托家属“请让我们进行剖解”。

对刚刚失去亲人的死者家属提出“剖检”的要求，我们也感到心情很沉重。有些家属“不想损伤遗体”，从生理上无法接受给遗体动刀。

但是也有一些家属能够理解我们，生前没能治好病，至少死后让我们去除病灶，让死者轻松地回家。因此，我们会抱着为了学习、为了医学的进步以及为了实习医生的教育这些目的来实施剖检。

之前有一位我称为“大爷”的患者，是一位身材矮小的可爱的老爷爷。他患有胆管癌，已经到了晚期无法手术治疗的状态，所以我对他采用的是缓和疗法，针对黄疸安装了支架。他很期待我每天的查房，因为太忙，我只能稍微和他说会儿话，于是他央求我“大夫，再多和我说说话吧”。

在确认“大爷”死亡后，我对他的儿子说“能稍微聊两句吗”，然后找了个地方想要跟其提出“剖检”的事，但我一直说不出口。

我只是不住地流眼泪，他静静地等了一段时间之后，我终于开口对他说了声“对不起……”

我把CT等片子拿给他看，解释了患者住院至今的病情和治疗经过，并说道“没能帮上忙，我深感抱歉”。随后提出“虽然很难开口，还是希望你能对‘剖检’给予理解”。

之后，他儿子毫不犹豫地回答“请便”。我很吃惊，再次跟他确认。他答道：“父亲非常喜欢西野先生，您提出的请求，我想家父一定会答应的。请让我们为医学尽一份力。”

听了这番话，原本已经流干的泪水再次溢了出来。作为一名医生，在人前、在患者及其家属面前流泪是很丢脸的，旁边很多护士都看到了。但是，医生也是情感丰富的人，我没能抑制住自己的情感。

你们觉得在医疗中最重要的是什么？

“治愈患者，让其恢复健康……”

我不要听这种优等生似的标准答案，虽然教科书上也没有写答案。我认为医疗最重要的是 Empathy（共鸣：心意相通），要站在对方的立场、角度来思考问题。

“这与 Sympathy 不同吗？”

英语中 Sympathy 和 Empathy 的用法是有差异的。Sympathy（同情）是指怜悯，是“居高临下的”。而 Empathy，双方是对等的。明白区别了吗？

“清楚了！”

如果自己或者自己的亲人得了这样的病，我愿意接受这种治疗吗？带着这样的想法来考虑的话，就能做出最好的诊断和治疗了吧？如果自己知识不够，就会想要进一步学习，若是自己治不了，会想要找其他能治疗的医生吧？我认为医疗的出发点就在这里。

“明白了！”

情感才是最好的技术。

50　CPA（Cardiopulmonary Arrest：心肺功能停止）

听过 CPA 吗？

“听过。”

说说看全称是什么。

“……Arrest。”

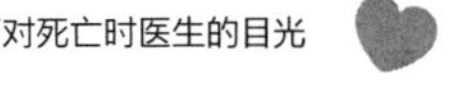

是 Cardiopulmonary Arrest，心肺功能停止。

“知道了。”

那么 DOA 呢？

“Death……”

Death on Arrival，指院前死亡状态。要记住啊。若干年后如果实习医生问你，你答不上来会很丢脸哦。

有没有遇见过这些情况？

“还没有，值班时也没遇见过。”

几年前，我在福岛市参加研究会。会议结束后，我在福岛站的新干线月台等待回家的列车。突然听到后面传来“扑通”一声，然后立刻响起了“妈妈”的叫喊声，回头一看，一位中年妇女倒在地上，旁边看起来像是她儿子的年轻男子在摇晃她的身体。

要是你的话，你怎么做？

“呃，我什么都不会啊……”

就在旁边看着？

大学的时候，老师教我遇到这样的患者一定要提供帮助，说这句话的是当时的生化学教授——香川靖雄老师。

我要乘坐的列车已经进月台了，虽然迟疑了一瞬间，但我还是立刻跑了过去。

是 CPA 状态，或许有玩偶眼（Doll eye：眼睛像玩偶那样转动）或者脑损伤（Brain damage），但首先要进行心肺复苏。我用手指检查气管，确认其没有窒息。

当时车站还没有配置 AED（Automated External Defibrillator：自动体外除颤器）。即便是我也做不到 Mouth to mouth（嘴对嘴的人工呼吸），因此我把动作要领给教她儿子，而我则做心脏按压，以 5 比 1 的比率进行。

我拜托围观的人叫救护车，大约 10 分钟急救队赶来了，这时患者也有了一点儿自主呼吸。

我对急救队的人解释，我是医生，病人倒下以后立刻开始了心肺复苏，有可能有脑损伤。但是他们却一副漫不经心的样子，说“脉搏紊乱吗？为什么不和我们商量？后面就交给我们了”，然后一句感谢的话也没有说就走了。

我也不是非要他们感谢我，令我意外的是我们医生在医院外的无能为力。作为医生，没有身份证明，也没有挂水、药品等处理工具，无法做特别的事情。在他们眼里，或许我们就和普通的路人没有两样。

我乘坐了最后一班新干线回了家。我挂念患者的情况，同时对急救队的态度也有些无法释然。

第二天，我给患者前往的医院打了电话，想要确认患者的情况。事关个人隐私，想着可能电话里不会有收获。于是我解释道自己是医生，直接参与了心肺复苏，还徒手确保了气管的通畅，恳求对方至少让我知道有没有并发感染症。

对方在和昨天的责任护士确认了我的身份之后，告诉我患

者在救护车运送的过程中再次陷入了心肺功能的停止状态，虽然做了心肺复苏还是没能得救。原因是脑干出血，没有并发感染症。

在超急性初期的治疗中，有的患者能够得救，也有的病情太重救不回来。我只能合掌祈福。

“老师身边发生的事件太多了！”

那么，离我远点儿！

“好。”

这个时候要说“不，没关系的”！

51 Good Samaritan law（善良的撒玛利亚人法）

和你们说过我在医院外面给人做心肺复苏的事吧。

你们知道美国法律中有“善良的撒玛利亚人法（Good Samaritan law）”吗？

“不知道。”

很多经验丰富的医生都不知道，你们不知道也是情有可原的。其实，这个法律也是香川教授告诉我的。

这个法律保护的是那些对倒在路旁的人施与援手的人，即使没能救命，也保障其不会被控告。之所以取这么一个名字，是为了称颂他们“不图回报、帮助他人的一颗善良之心”。

听起来好像是理所应当的事，但在美国这个诉讼社会，曾经就有人因此而被控告。因为帮助别人而被控告，实在是不能忍啊。

这个法律被提出来是在 50 多年前。在某位医生的博客上，提到了事情的来龙去脉（以下引用，一部分稍作改动）[16]。

事情的起源是在某游泳池发生的事故。

某男性在没有做准备活动的情况下，跳入了泳池，引起了心脏停搏。刚好在场有一位年轻的印度籍医生，立刻为其做了心脏按压，但是没能救回他的生命。然后，这位医生受到了死者家属的控诉。说是医生的医疗失误导致了死亡。虽说该医生有医生执照，但其印度国籍也给他带来了不利的影响。

这件事引起了争论，也促使了相关法案的提出。法案的宗旨是，对于这种没有医疗设备的紧急处理，即使治疗没有成功，医生也应该免责。

然而，这个法案在议会上没有通过。得知结果的美国医疗界为了自我保护，提出了以下指导方针：

“即使在路边看到了受伤的人或者病人，也不要愚蠢地施与救助。”

这个法案的名称来源于《圣经》中的“善良的撒玛利亚人的寓言”。

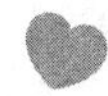

耶稣说“要爱你身边的人”，某位法律专家就问“我身边的人是指谁”？

于是耶稣用这么一个寓言来回答他。

一个人被强盗打劫，受了重伤，躺在路边。有祭司和利未人路过但对其不闻不问。唯有一个撒玛利亚人路过，善意照应他，把他送到旅店，并将治疗费交给了旅店老板。“你认为对于这个被强盗袭击的人来说，谁是他身边的人？”

法律专家回答：“施舍怜悯的人。”

耶稣说道：“你也去做相同的事。”

这个寓言告诉我们，所谓身边的人不是你去寻求的，而是你要主动成为别人身边的人。顺便提一下，撒玛利亚人被视为社会的底层，受到蔑视。

那以后，这个法案被重新通过了，也反映出了美国医疗界的情况。

在前文提到的CPA病例中，我想成为“撒玛利亚人”。以后，你遇到了相同情况，还会继续当一个旁观者吗？

52 希望的力量

我来说说下一位患者的情况。

这位患者，就像我刚才给你们看CT片时解说的那样，是胰腺癌晚期病人。他正忍受着放射治疗和化疗并用的痛苦。他没有选择等待死亡的降临，他正在为了远离死神而拼命地努力。我们没有想要为他治愈的可笑想法，只是想要协助他战斗。同时，为了不让他灰心气馁，在一旁给他打气（Encouragement），也是我们重要的职责。

而他自己也清楚自己的病情，应该在某种程度上做好了思想准备。他在住院的时候已经说过，并不期待美好的未来。

既然这样，我们至少也要努力带着明快开朗的情绪去为他鼓劲。如果在时日无多的患者面前摆着一张郁闷的脸，患者也不会有精神的吧。哪怕是很短暂的时间，我们也要让患者感受到活着的喜悦。

为他鼓劲，让他说出心里的痛苦与担心。从某种意义上来说，这或许也是一种“情绪净化（Catharsis：精神上的净化作用，心中积压的郁闷情绪得到释放，情绪得到净化）”吧。

或许只是刹那间的净化。

“今天气色不错啊。”

“吃到喜欢的食物真好呀。”

看到枕边放着的照片说：

“您孙子好可爱啊。”

这样去跟他们打招呼，哪怕是一瞬间让他们的面部表情放松下来也好。坐在他们身边，手轻轻地搭上肩膀，肌肤相触、血脉相通，当然，一定要真心实意。

那么，我就敲门了，大家露出笑脸来，表情不错啊。

“老师的笑容……真棒！”

一大早不要说让人害羞的话。“咚咚。”

“早上好。”

“无论身处多么严峻的情况，都要努力对患者面带微笑。”

——《医生的规则 425 医生的心得文集》

福井次矢译（南江堂）

人类并没有那么坚强，会有遭遇挫折的时候。

在遭遇挫折的时候，每个人的表现不尽相同。有靠自己重新站起来的人，也有意志消沉、精神不振的人，或许还有自暴自弃、放弃自我的人。然而，也有靠别人的帮助重新振作的人吧。你们想成为这种帮助别人的人吗？

我们的患者多数是癌症患者，有些患者脸上虽然在笑，其实心里很苦恼，他们面临着不得不接受“死亡”这一人生最大的难题。其中可能还有非常坚强，清算着自己的人生，甚至连自己的葬礼都安排好的人，然而这么豁达的患者绝不多见。

虽说医生从事的是救人性命的工作，但也不可能拯救所有的患者。我们不可避免地要面对死亡，因此，这时我们就必须考虑，在剩下的时间里如何让患者活得有意义，能给予患者多少希望，等等。

我们绝对不是圣职人员，有人认为没必要考虑那么多。但其实这种想法不对，因为你想想看，如果无视患者情绪的话，是没法实施化疗的。

即便是 BSC（Best Supportive Care：最佳支持治疗），也并非是找借口或者逃避的治疗手段。而是在患者住院以后的治疗过程中，能让其感受到对应治疗的意义和满足感。因此，对于想着“全都拜托医生了”这样的患者，我无法治疗。医生想要支持的是那些“想要身体变好”的，积极向前的病患。

另外，对那些“放弃治疗”的患者也没有必要强制对其进行治疗。

试想一下，普通的疾病想要恢复健康，也要看治疗的情况。在癌症治疗中投用的抗癌剂，多少都会产生副作用，比如食欲减退、疲倦感、呕吐、便秘等，而且随着治疗的进展患者会越来越痛苦。

医疗没有“标准”，实践中必须一对一认真面对。在个别治疗中，必须对每个人每天的治疗做出调整。

在对宗教依赖程度很低的日本，人们或许并不重视精神上的救赎。但是人既然活着，就必须要有救赎。我希望我们所做的，能够让患者内心感到哪怕一丝的温暖。所以，我们要考虑该为他们做些什么。既然不能治疗了，就没有我们医生什么事了……我不想做这种选择。

为患者“想要活下去”的想法而加油，为支持他们的家属

而加油，我认为这也是我们重要的医疗工作。

知道“善语善传（源自《天地八阳经》）”这个词吗？

“不知道……”

意思是，若不断地说善言，事情就会向好的方向发展。是否真的会好转另当别论，我们要相信它，并为此而祈祷。

“善语善传……好词啊！”

“不能夺去患者的希望。”

——《医生的规则 425 医生的心得文集》

福井次矢译（南江堂）

53 Fighting spirit（斗志）

这是以前，我在遇见岩手医科大学儿科的藤原哲郎教授时，直接向其咨询的一个问题，能否通过激发病人的“Fighting spirit（斗志）”来提高癌症患者的 QOL（Quality Of Life: 生活质量），从而让其生命得以延长呢？

我在利尻岛国保中央医院为急性呼吸窘迫症候群的患者治疗时，使用了藤原教授开发的表面活性剂（治疗新生儿呼吸窘迫症候群的表面活性剂。该药作为教授对新生儿急救领域的贡献，获得了沙特阿拉伯的费萨尔国王奖），并以此为契机我和教授成为了至交。

藤原教授给我寄来了一本著名的医学杂志，上面登载了中南美的一家医院用心理疗法攻克癌症的病例报告。对 4 期的癌症末期患者，没有采用任何化疗手段，只是实施了诸如 Consultation（诊察、商量）、Counseling（支持性质的咨询指导）之类的缓和治疗，并延长了患者的生存期。

读了这份报告的该杂志的编辑，对其真伪抱有疑问，于是去当地进行了视察和采访。发现晚期癌症患者确实在精神抖擞地生活着，于是就在杂志上刊登了出来。

论文标题中好像有"Fighting spirit（斗志）"这个词。但是，我记不得确切的论文名和杂志名称了，我想读一下原著，做了一番查询，结果怎么也找不到该论文。如果找到了，也介绍给你看看。

不过，至少在这篇论文中包含了真理，那就是面对疾病没有斗志的患者是无法治疗的。常说笑可以提高免疫力，而抑郁会导致免疫力下降。乍一看，这句话给人缺乏科学依据的感觉，我认为这是西医单靠数据无法解释的人体的奥秘。

实际上，"笑和免疫力"这一课题，在医学界的精神神经免疫学等领域做过研究。好像也证明了人在听相声的时候 NK 细胞（Natural killer cell：自然杀伤细胞，是机体重要的免疫细胞）的比例会上升。甚至好像还有"日本笑学会"这样的组织。

笑的治愈能力不仅在日本，在欧美也有所研究。著名的诺曼·卡斯森（Norman Cousins）就是通过笑来战胜了自身的难治

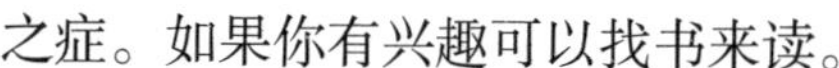
之症。如果你有兴趣可以找书来读。

验血没有异常，没有发烧，血压也很稳定，但是患者没有食欲，闷闷不乐地躺着。今天是化疗的日子，如果是你，你会给他化疗吗？

“很棘手啊。”

是吧？患者是有感情的人，这是再正常不过的事了。

考虑对方的心情不是一门学问，在大学里也学不到，也不在医疗指导方针里。但这是绝对不能忽视的、严肃的现实。科学和人心，你相信哪个？

“……”

不可能有答案。

但是，在看病之前你首先要看看病人！

54　因癌症而死一事

被宣告得了癌症，没有人能保持平静。但是，有一位医生却如此说道：

“能因癌症而死的人是幸福的，因为还有‘剩下的时间’。”

虽然这是反论，但我认为这是事实。

人总有一死。

最近，我的一位熟人突然过世了。他是某大学的外科教授，还在为病人做手术，是位“健康”的医生。本该来参加学会的人，却没有到会场。相关人员到教授所在宾馆进行确认，发现教授已经死在了房间里。虽然进行了解剖，但仍旧死因不明，被判定为“猝死”，应该跟劳累有关。

前面提到的医生，是心血管外科的医生，治疗的患者多为大动脉瘤破裂等导致的急诊患者。当然，其中有得救的患者，也有在救护车或者直升机运送的过程中出现休克状态，无法救治的患者。这样的患者都没能跟家人告别，而家属也因事情太过突然而无法平静下来。突然失去生命，留下的是难以接受的痛苦。

而癌症患者，即使是判定为晚期的病人，还是有一段时间的生命。在这段时间里，即使是很短的日子也能梳理自己的人生，向家属传达自己的想法吧。这段时间，不论是对患者，还是对其家属而言都有着很大的意义。

被诊断为癌症的患者，有能活 5 年的，也有能活 10 年的，也有只能活 3 个月的。人生不是永恒的，让余下的生命过得有意义才是最重要的。

为此，选择治疗方案、与疾病作斗争也是不错的。另外，也有为了提高自己的生活质量而放弃治疗的选项。我们能做的只是尊重患者的意愿，并给予支持而已。

55 迎接死亡到来的时刻

我来教你们确认患者死亡的方法。

睫毛反射、对光反射（直接反射、间接反射）的消失。胸部的听诊，要边触摸桡动脉、颈动脉，边进行听诊。要仔细地检查一段时间，然后对相同部位再次进行确认。两三分钟以后再诊察，其间确认心电图（ECG：Electrocardiogram）已趋于平坦，则可让护士切掉电源。

告诉家属离别的时间到了。

家属对这一瞬间已经做好了思想准备，然而心里明白，情绪上还是无法平复。他们在情感上没法接受“死亡”，只有随着时间的流逝，慢慢地平复。

心电图呈现平坦以后，有时还会出现发散性的电流突起（Spike）。当然这不是心脏在跳动，也不是脉搏。不过，哪怕只有一次电流突起，也是病人还“活着”的证据。

即使呼吸停止了，有的病人临终还会大口呼吸。这是为了排出体内郁积的二氧化碳，而出现的延髓反射，也叫作“库斯莫（Kussmaul）呼吸”，在临床的糖尿病酮症酸中毒时也会发生这个现象。

患者临终的时候不需要太多的语言，要尊重患者与家人的宝贵时间。我的患者中胰腺癌和胆管癌患者居多，所以我会交代家属“请你们称赞他‘（和病魔斗争了这么长时间）你已经很努力了'"，然后离开病房。

我在面对患者临终的时候，会想起高中时读过的渡边淳一写的短篇小说。至今我内心对这篇小说仍抱有疑问，成为医生以后也屡屡浮现于脑海中。30 年的时间以及高中生和医生之间立场的差异，改变了我的价值观。

你看过这篇小说吗？

《少女的死亡时间》(出自渡边淳一的《白色报复》)。

半夜，患有心脏病的少女的心脏停止了跳动，两位年轻的医生为其做心肺复苏。然而，持续的复苏没有让心脏重新跳动，开胸按摩也没能让心脏恢复跳动。

"这孩子还活着吗？"

"已经死了。"

"我们停下来的时候就是这孩子的死亡时间。"

复苏持续了 1 个多小时，其中一个医生忽然停了下来。

"为什么要停下来？"

"因为她养的蝈蝈在叫。"

为什么不继续复苏？为什么凭蝈蝈的叫声就能决定放弃？人的生命难道是靠那种事情来决定的吗？高中生的心里无法接受这种不合理的决定。

现在呢？如果是自己，也会像他们那样，一边想着"心脏按摩要一直持续下去吗"，一边寻找某种停下来的契机吧。这是因为那个时候死亡已经确确实实摆在了眼前。

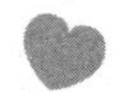

医疗不能解决所有问题，不可能像电影里那样最后关头出现大逆转，变成完美的结局。我们不认可安乐死，也不会变成死刑执行人员。但是面临死亡的时候不能逃避，也不能交与他人。就跟眼前出现了病倒的人、溺水的人、窒息的人，我们必须伸出援手一样，医生也会在矛盾中一边迷惘着，一边尽自己最大的努力。不同的价值观会产生各种意见，并不能说怎么做就一定是正确的。谁能来指责那位医生的做法呢？

经历了多位患者的死亡后，我们就会为自己的无能为力而自责，可能在一段时间内会精神不振。然而，医生平时工作繁忙，连沉浸在这种伤感的情绪里的时间都没有。

因此，在电视和电影中，常看到患者直到最后都在和家人说话，然后突然垂下脑袋，心电图变得平坦。我们心里再清楚不过，这种戏剧性的场面是过度的演绎。

然而，这种像电视剧一样的场面，我竟奇迹般地遇见过。虽说事情就发生在我眼前，但跟现实世界相脱离，仿佛是发生在荧屏上的事，而我只是一个观众一样。

患有胆囊癌的老爷爷的心电图上，电流突起间隔渐渐趋于缓慢，直到再也没有突起，只有绿色的基准线在水平延伸。这个时候老爷爷突然出现脱力状态，身体略微变小了一点儿。

啊！灵魂脱壳了！

这种情况我只见过一次，过后我问当时跟我一起在场的护士，她说感觉看到了灵魂脱壳的一瞬间。我不知道是否真的有灵魂的存在，但是很难将有着生命和灵魂的人类与“死亡”划分开来，或许将来也会有划分清楚的时候。

有一位50多岁患有胰腺癌的女性。

通过化疗与病魔斗争的日子走到了尽头，在疼痛和挣扎中迎来了起程的时刻。增加了麻药的用量，一般情况下是无法说话的。

“能跟你在一起真是太好了，谢谢你。”

“我也是啊，谢谢你，孩子他爸。”

“你放心吧。”

“我会照顾好小武和小薰的。”

“拜托你了。”

“小武在吗？”

“……”

儿子默默地抓住了母亲的手。

“小薰呢？”

对于大概中学生年纪的女孩子来说，要接受母亲的死亡是很困难的。她蹲在病房的角落里，低着头，在哥哥的催促下终于握住了母亲的手。

“小薰，对不起，妈妈要走了，妈妈什么都没能帮你做。”

“妈妈，没有那种事！我不要你走！”

然后，患者就咽了气，其年迈的父母也忍不住呜咽出声。

没有比白发人送黑发人更悲哀的事了。对于家属来说，患者临终的瞬间是神圣的，医生必须顾及家属的心情来考虑说出临终的时机。

然而，大约过了 30 秒钟以后，她又开始了大口呼吸，这是库斯莫呼吸吧。想着应该说不出话来了，结果她居然又开始说话了。

我一瞬间犹豫起来，这时投放麻药的开关已经关闭了。

在医学上或许是不正确的，或许会因此而增加她的痛苦。但是她剩下的时间也不多了，继续用麻药也不会改变什么，而且即使停了麻药疼痛也不会马上加剧。或许麻药还会抑制呼吸，从而影响了和家人的宝贵时间。

这时，其丈夫看着我，以眼神询问“还活着吗”，我点头回应。

“小薰，拜托你一件事，在我葬礼上要放可苦可乐（Kobukuro，是当今日本著名的流行音乐组合）的《STAY》哦。那是首好歌曲，妈妈希望你能放这首曲子。”

“你在说什么呀，妈妈！”

“好了，拜托你了，让我去吧……”

“我可能还要过一阵子才能去陪你，你要等我哦。”

“嗯，我在天堂等着你。”

“医生……医生在吗？请握住我的手。”

关掉开关以后，我一直待在家属的后面，我再次走到她的身边，握住了她的手。

“医生，拜托你……让我睡吧。”

我给她丈夫使了眼色，得到了他的首肯。我再次打开之前关掉的麻药开关，她只是呻吟，几乎说不出话了。距离确定临终时间没有超过 5 分钟。她没有进入迷离状态，直到最后一刻都有着清醒的意识，以自己的意志跟家人说着话。

这间病房在此时此刻仍然是神圣之地。我们的职责是让家属们接受其妻子、母亲、女儿的离世，让他们能够自然地接受离别的瞬间。

我不可能知道什么是好的临终应对方式。如果我不关闭这位患者的麻药开关，或许她也不会说“好痛苦”“让我走吧”。但是，当时我就想着，如果患者能够清醒地说话，哪怕是一分一秒也好，我也想让这一瞬间成为永恒。我不认为自己能够操纵人的生命，但是这一刻我为了其家属，想要哪怕多留一秒钟的时间。

持续注入麻药的开关就在患者丈夫的跟前，我在关闭开关的时候，他惊讶了一瞬间，我虽然没有口头解释，但他似乎明白了我的本意。后来，他说对我的这一举动有一瞬间的惊讶，但是就结果而言这样做是好的。

我认为在医疗上没有“绝对”的事，患者及其家属能否接受这样的治疗才是重要的。为此我们要有原则，同时必须要有常识，要稳妥。

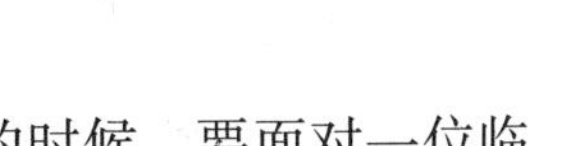

有一位实习医生在第三年后期实习的时候，要面对一位临终的患者。

当时我也在场。她一看到显示器上心电图已经平坦，就宣布“已经过世”，仅用了10秒就确认了死亡。我慌忙关掉了心电图电源，虽然期间患者没有脉搏，也没有了呼吸，但若是出现库斯莫呼吸的话，家属就会想“死后怎么还会呼吸”。

有关确认死亡的方法，我已经在临终看护之前跟她商量过，但是我没有告诉她宣布的时机。这是允许她进行临终看护的我的指导失误，然而若是我重新进行死亡确认的话，她作为主治医生就丢了颜面。这个时候，我只能祈祷患者不要出现库斯莫呼吸。

把“临终看护”看成日常诊疗的延续，这在年轻医生身上是常常会发生的现象。但是，对于普通的病人家属来说，“死亡”是非一般的，难以接受的严重的事情。要体谅家属的心情，要假设你所面对的是自己的亲人，这一点非常重要。

面对患者的死亡，我们绝非已经习以为常。

“老师，您在为患者送行的时候，会长时间地祷告，请问您在祷告些什么？”

我在问患者，我的治疗方法正确吗？是否还能让你的生命再延长一些呢？当然是没有回答的。

但是，如果不经常这样反省的话，就不会有提高。在平时的诊疗中不能时时反省，但至少在为患者送行的时候能够回顾一下，自己是否还能做得更好。

“啊，您每次都这样祷告吗？”

最后，我还会和他们约定，如果以后遇到同样的患者，我会尽我所能给予更好的治疗。

你也要一点点不断地进步哦！

“是！”

“不能让患者的死亡时间提前，也不能不必要地延后。”

——《医生的规则 425 医生的心得文集》

福井次矢 译（南江堂）

56 寿终正寝

今早 6 点多，患有胰腺癌的老奶奶去世了。数天前她就出现了下颌式呼吸，已经到了随时可能死亡的状态。

“没能在场我很抱歉，要是喊我一声就好了……”

想喊你来着，我刚到医院 PHS（Personal Handy-phone System：个人手持式电话系统，俗称“小灵通”）就响了，我立刻前往看护，没有时间通知你。她是在等着主治医生上班吗？

不过，说实话我非常的吃惊，因为她得的是胰体尾癌，仅靠放射线疗法（50.4Gy=1.8Gy × 28 次）和 TS-1（一种复方抗癌药）来治疗，竟然整整活了 5 年。你也清楚在胰腺癌当中，胰体尾

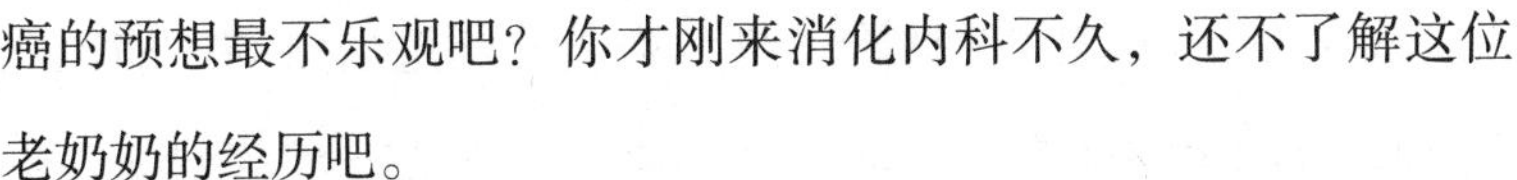

癌的预想最不乐观吧？你才刚来消化内科不久，还不了解这位老奶奶的经历吧。

她的初诊是在 5 年前，诊断为 4 期 a、T4N1M0（原发肿瘤 4 期，有近处的淋巴转移，没有远处转移）。我和本人及其家属进行了详谈，这种情况一般而言治疗已经起不到效果，考虑到患者的年龄和身体情况，我们选择了 CRT（Cheomoradiation：放射化学疗法）疗法。治疗指南很重要，但患者和家属能够理解，并选择合适的治疗也很重要。

治疗虽然暂时维持了 CR（Complete Remission：完全缓解），但后来由于复发，在 1 年半前停止了 TS-1 的用药。之后她很长时间没来医院，我以为她肯定已经过世了。没想到某一天，老奶奶又上医院来就诊了。

原本就是身材娇小的老奶奶，这回又小了两圈。即使这样，在停了 TS-1 之后还能活 1 年半，真令人吃惊。她每次进诊室的时候，都会满面笑容地对我说“很想念医生您啊”。

这次住院的时候，她已经快要失去意识了，没有戴假牙，用含糊的声音对我说“您要再来啊”，我答道“我会再来的”，她用力地点了点头。

接受治疗不仅仅是患者本人的事。

刚开始老奶奶因黄疸住院，开始治疗以及出院的时候，都是她儿子和儿媳妇带着她来门诊的。儿子也好，儿媳妇也好，这 5 年来都在与病魔做着斗争。

说实话，胰腺癌很难治，绝不是能够期望治愈的疾病。他们当然对此也很清楚。然而，老奶奶竭尽全力与疾病抗争，也得到了家人的支持。所以，我也在一直为他们加油。

如果老奶奶 81 岁就过世了的话，就不会发现这个病了吧？当然，也就不会与我相遇了。正是因为她一路和疾病打交道，才会活到 86 的高寿。某位医生建议癌症就不要治了，我认为这是不对的。作为医生不应该隐瞒，而应该将明确的选择项呈现给患者。

昨天查房的时候，我发现老奶奶视线飘忽，已经出现了下颌式呼吸，喊她也没有回应了。

“是啊，我也觉得差不多到时间了。”

在大概一周以前，我向她的儿子以及家人说明了病情，告诉他们不久老奶奶就要走了，他们似乎做好了心理准备。今天早上我去病房的时候，老奶奶正好咽了气，她的儿子毅然接受了这个事实。

“我们尽全力接受了治疗，没什么遗憾的了。”

因悲伤而遭受打击的他对我说出了这一番话，驱走了我所有的疲惫。

也许在最后阶段受了苦，但是老奶奶也算是寿终正寝了。

“嗯，我也是这么想的。正是有医生您的支持，母亲才能活到现在，谢谢您。”

在家庭的温暖和支持中，走完了人生的老奶奶是幸福的。

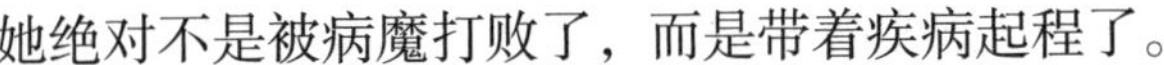

她绝对不是被病魔打败了，而是带着疾病起程了。

“是啊，现在她的表情很祥和。”

临终看护不仅要对患者的生命体征进行确认，引导送行的家属跨越悲伤，以笑容来面对患者的去世，对我来说这才是最好的临终看护。

虽然是这么想的，但做起来却很难。不过，这一次我做到了，在临终看护中我没有流泪，我感到很安心。

“我也好想在场啊。”

是吗，对不住啊。下次告诉护士一定喊你。

不过，明天开始再也见不到老奶奶那张满是皱纹的笑脸了，有些寂寞啊。

“是啊。”

57　老衰死

“老衰死”，这个词常用于患者去世时的“死因”判定。但是前几天，我在急诊值班时，用了这个词来向病人家属（儿子）说明病情。

养老院介绍过来的病例，87 岁，食欲不振，脱水，没有生气。

曾经因脑梗死而导致右半身不遂，据说之前已经可以使用左手吃饭了。

低体温：33.9 摄氏度，BP（血压）：83 / 45mmHg，HR（心

率）:50 次 / 分，且全身水肿。

胸部单纯 X 光显示心脏扩大，并且左胸部透过性减低（提示有胸水）。

腹部单纯 X 光确认肠管内有气体积压。

是器质性的病变，否定了由结肠癌引起的肠阻塞，因此做了胸部和腹部的 CT 检查。

胸部两侧有胸水潴留。冠状动脉从起始部位到末梢出现钙化，钙化程度已无法分辨是否还有管腔。结肠部位没有肿瘤以及由此引起的阻塞性病变，只是粪便和气体的积压。直肠部位有粪便积压（至少在直肠之前是通畅的）。腹部大动脉弯曲并伴有钙化现象。肝动脉、肠系膜上动脉也出现了钙化。

请脑外科的医生做了头部 MRI（Magnetic Resonance Imaging：核磁共振成像）的评估，确认未出现新的脑梗死病变。

验血结果：

总蛋白：4.6（8.2–6.5）g / dl，蛋白质：1.5（5.2–3.7）g / dl，有低蛋白血症和明显的营养不良。

BNP（Brain Natriuretic Peptide：脑尿钠肽，心衰定量标志物）：128.5（18.4–0）pg / ml，证明有心衰和心脏功能降低的症状。

FT4（血清游离甲状腺素）：1.12（4.2–2.4）pg / ml，甲状腺功能低下。

接下来，该如何治疗？

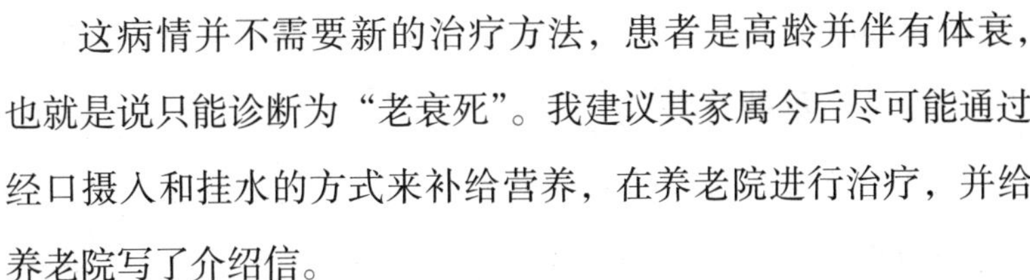
这病情并不需要新的治疗方法，患者是高龄并伴有体衰，也就是说只能诊断为“老衰死”。我建议其家属今后尽可能通过经口摄入和挂水的方式来补给营养，在养老院进行治疗，并给养老院写了介绍信。

后记

事实上，这位患者在急诊就诊时，医院床位已满，没法让其紧急住院，结果患者又回到了养老院。说实话，这样的处理方式是否妥当，我一直心存芥蒂。

前几天，在一次会议结束后，那个养老院的负责人突然向我致谢。一问之下才知道是关于那位患者的事情。实际上，在那之前养老院的院长对这个病例也感到很苦恼，跟家属的病情说明也不够彻底和明确。

患者的儿子在急诊听了我的病情说明后，给患者做了详细的检查，并对其结果表示理解。养老院院长收到了我写的介绍信以后，再一次与病人家属进行了协商，决定还是在该养老院进行护理。院方和患者家属都托他向我转达谢意。

我不是在为自己的判断寻找正当理由，这也是一种治疗类选法（triage：根据紧迫性和救活的可能性等在战场上决定哪些人优先治疗的方法）。

这位患者的情况，并不是不予治疗就会失去生命，也不是予以治疗病情就能有所改善。我认为医疗不是对每个人都要竭尽所能地实施医疗行为，要考虑到“寿命”，也要考虑选择适合该患者的、较好的治疗方法。

诚然，医生不能一个人独断专行，可能的话，最好由几位医生来共同判断。而且，要仔细地跟家属进行说明，征得其同意。像这一位高龄患者的情况，岁数的增加、身体的衰弱以及衰老死，都是人类的自然规律吧。

据说那以后过了一周左右，该患者在家人的守护下安然长眠了。我打心底里为他祈福。

“守护生命绝非易事啊。”

是这样的，我们也仍有很多困惑。医疗常常要面对没有答案的问题，因此提高我们各方面的综合能力是很重要的。

“我还是迷途的羔羊，我要努力学习如何与患者家属进行沟通。”

嗯，我很期待。

58 临终看护

“老师，病房打电话来了。”

什么事？现在正在做检查，走不开。

“说 × × 先生心率下降，病危了。”

是吗？还是到了这一步啊。

那么，抱歉，你能否帮我去看护呢？

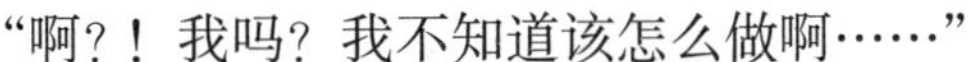

“啊？！我吗？我不知道该怎么做啊……”

就照着我之前的那样去做就行。患者已经和家人说了选择DNR（Do Not Resuscitate：拒绝心肺复苏），我也跟他们说了好几次大限就在最近了，他们应该很清楚了。你只要做一下死亡确认，告知家属死亡时间就可以了。

“我能做到吗？”

你肯定没问题！放心吧。这边检查结束以后，我立刻赶过去。

“好的，那我去了。”

拜托了！

真没想到，今天早上刚送走了一位患者，傍晚又要送走一位。

“是啊。”

这位患者下周要过70岁生日了，不过他是失代偿期肝硬化，我想应该时日无多了。实际上，他因陷入肝性昏迷而被送来急诊的频率越来越高。腹部积水，做穿刺 / CART（Cell-free and Concentrated Ascites Reinfusion Therapy：腹水超滤浓缩回输术）的频率也增加了。不断重复住院、出院，他几乎每天都来医院报到，病情也在不断地恶化。

肝硬化末期跟癌症患者没有什么差别，所以不知什么时候病情就会骤变。也就是说人生随时都有可能结束，不过肝性昏迷时已经记不得前后发生的事了。

实际上，我早在 1 年多以前就将这一情况告知了患者本人及其妻子。因此，我一直对他们说，今后的人生非常之宝贵，要珍惜每一天，要做好不留遗憾地离开世界的思想准备。他妻子告诉我，他似乎很喜欢我的这些话，很期待每次来医院就诊。

感觉不舒服的时候，我随时为您诊治。

他答道："所以即使不住院，我也可以安心地来看病了。"

在定期就诊期间，他对我拍他的肩膀这个动作感到很高兴，对我说"感觉还能再多活一阵子"。

每次住院的时候，我都会说或许日子不长了，感觉自己都变成"狼少年（重复说同样的谎言的人）"了。

但这次跟以前不同，他因感到呼吸困难而住院，PaO2（partial pressure of oxygen：动脉血氧分压）48mmHg，这是之前从未出现过的病状，是肺水肿。住院的时候，我告知其妻子这次最好做好心理准备。

"……我知道了。"

昨晚住院以后，呼吸困难的症状变强了，夜间来诊查时病情进一步恶化，我当时想可能过不了今晚了，将其妻子喊来医院，并口头下达了"病危"通知。

虽然加了新的治疗手段，但没能奏效，过不了今晚了，最好联系一下家人和亲戚。

"啊！这么糟糕吗？"

病危就是这个意思，住院的时候我已经跟你说过这次很严

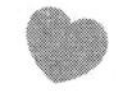

峻。我心里也希望能把他救回来，但是这次看起来很困难。

“思想准备是做好了，可事到临头……明白了，我立刻去联系患者家人。”

夜里没有把我这个主治医生喊起来，他撑住了，他是在为我着想啊。

早上住在附近的亲戚都来探望他，然而严峻的状况没有改变。上午还能稍微看一下电视，从下午开始渐渐失去了意识，呼吸也变弱了。下午，他女儿从远方赶来，见了他最后一面。

女儿才生完第三个孩子，夫人跟她说不用来了，但是女儿还是赶过来跟父亲做最后的道别。

“爸爸，您辛苦了。”

她一边哭泣，一边握住了父亲的手，好像很长时间没见过父亲了，虽然知道父亲情况不好，但是看到父亲过世，还是抑制不住地悲痛，这是人之常情。

夫人劝慰女儿道：

“一直努力到现在，我没有遗憾了，你父亲也能接受了。”

夫人的心情似乎已经平复，完全做好了面对“临终”的思想准备。

临终就在眼前，已经没有了呼吸，只有心电图偶尔在震动。

女儿的腿上坐着她的小儿子，一边玩着新干线的玩具，一边问道：

“为什么水在滴呢？”

“外公马上要去天堂了，现在要挂水吸取营养。”

两岁左右的孩子，将来长大了肯定记不得曾经面对外公的去世，也不记得自己问的问题，而且也不明白什么是天堂。

天真无邪的问题，打乱了想要镇定地迎接“那一刻”的我的心。不行，夫人好不容易做好了思想准备，主治医生不能落泪。控制住自己的情绪，宣告了死亡时刻我就离开了病房。

最近，不知道是不是因为我经历了太多印象深刻的患者的临终看护，总觉得情感注入得越来越多了，或许也有年纪大了的原因吧。我和这位患者打了很长时间的交道，已经不把他当作“患者”了。

“我丈夫是幸福的。每次来医院都能感受到大家的温暖，不仅仅是医生和护士，连事务人员和营养师都很热情。我丈夫也很期待到医院来，真是谢谢你们的照顾。”

能让患者家属笑着面对患者的过世，这对我来说是最好的临终看护方式，夫人能做到这一点我非常高兴。

他们虽然没有看到我落泪，但我还是觉得有些丢脸啊。你明白的吧？

“嗯。”

佐野先生，请在天堂守护您孙子的成长。要保持笑容啊！还有要好好感谢您的妻子哦！

“老师，都说了明白了。”

也是啊，再见啦。

这也是学习

在医学教育中要教的东西有很多，我认为接下来讲的内容也是必须要学的，或许可以称为医学的“总论”，是个别诊疗的延伸。这些内容应该被纳入教学内容中，下面是传统的教育讲座。

59 演讲会

觉得今天的演讲内容怎么样？有所受益吗？

“嗯，还行吧。”

这算什么呀！好没意思的回答。说实话吧，后半段睡着了吧？我朝后面一看，看到你们昏昏欲睡。

“对不起……”

教你们一个好办法！

“在演讲会上绝对不会睡着的方法”，你们知道是什么吗？

“不知道……”

规定自己最后必须要提问，以此为前提来听讲。

这样一来，就能一边想着自己什么地方明白了，什么地方不明白，一边听演讲。然后就知道自己该问些什么问题。刚开始的时候，在很多听众面前提问也许会感到紧张。但是在医疗的世界里生存，本身就是一个持续紧张的过程，所以不能适应紧张感的话，就无法在医疗的世界里生存下去。

一开始不知道提问的方法，可以提“我知识面不够，请您教我”这样的问题。多提几次以后就养成习惯了，就会开始考虑听众想知道什么。这样你就变成了听众的代言人，你的使命感就涌现了出来。虽然听着有些不可思议，但事实就是如此。

还有一点，你们坐的位置，不能像今天一样坐在后排，要坐在前排听讲。

我固定的听讲座位，是在从前排开始数第 4 排的左边，靠近通道的位置。坐在前排听到的不是麦克风的声音，而是演讲者真实的嗓音，能增加现场感。比如在音乐会上，你们不是会尽量地想要靠前欣赏，靠近观看吗？坐在后面的话，远远地看着表演者，好像在自己的手掌上演出一样，就感受不到现场气氛了。结果跟听收音机也没什么区别，很容易昏昏欲睡。

坐在前排听，让你的视野清晰地看到演讲者和演讲的主题，这样一来心里就会产生适度的紧张感，困倦感也会奇迹般地消失不见。如果这样还是犯困的话，那就说明演讲的内容本身乏味无趣。

凡事不要被动地接受，而要积极主动地去思考。不要受时

间的摆布，要走在时间的前面去分配时间，这很重要哦！时间对所有的人都是平等的，如何有效地利用时间，让时间充盈起来，是由每个人的价值观决定的。

难得的学习机会却睡着了，这样成不了好医生哦！下次一定要保持清醒，要第一个提问！知道了吗？

“是！”

回答得倒是挺有精神的，我不会忘了你刚才说的话哦！

“忘了也没关系。”

咚！

60 EBM（Evidence-based medicine，循证医学）

听过 EBM（Evidence-based medicine，循证医学，基于理论的医学）这个词吧？

“听过！就是指要看英语的论文是吧？”

嗯，或许有一定的道理。在临床上碰到难以抉择的问题时，不要凭经验来判断，要通过解读高质量的 RCT（Randomized Controlled Trial：随机对照试验）来做出判定（Decision making）。但是，你们必须要清楚，光看论文是不够的，在此之前还有你们必须要了解的事。

EBM 由五个阶段组成：

一、疑问的模式化：持有临床上的疑问；

二、信息收集：在教科书和可靠的论文中查询；

三、批判性地斟酌信息：批判性地阅读论文，探讨信息的妥当性；

四、信息对患者的适用性：让适用于患者的信息在诊疗中发挥作用；

五、第一条到第四条的反馈（Feed back）：仔细推敲其结果，再次评估上述内容。

最重要的不是阅读论文，而是考虑在临床上的适用性。不是所有的医疗行为都带有客观性，也不能墨守成规单凭理论来进行判定。即使是同一种疾病，不同的患者也会有不同的症状。是否伴有并发症，是否有经济上的问题？EBM 是我们应当要采用的策略（Strategy），但我们不能被它支配和束缚。

“优秀的临床诊断必须具备的四个基本要素：知性、知识、经验以及持续的批判性分析。”

——《医生的规则 425 医生的心得文集》

福井次矢译（南江堂）

就治疗方案的选择和客观性的角度而言，EBM 确实是重要的，但是当患者在你眼前的时候，它起不了什么作用。在与患者的交流中，认识、掌握叙述型的病情说明方法，并将其付诸实践，以此来打动患者的内心。近来，这种运用“叙事能力”的医疗方法，即所谓的叙事医学（Narrative medicine）越来越受到重视。

从患者所叙述的“症状”“经过”“缘由”以及“对病情的认识”中，全方位地把握患者的问题，不仅要掌握其身体状况，还要从精神层面、心理状态，甚至社会地位等方面对患者进行了解，并在此基础上考虑治疗方法。要通过患者和医疗工作者之间的对话，来构筑良好的医患关系，并达到能够实施令双方都满意的治疗的最终目的。

下列这些书籍你们最好看一看，看完你们就能理解医疗不是单方面的学问，医疗的中心不是医生而是患者。

《叙事医学——叙述能力可以改变医疗》，Rita Charon（医学书院）；

《基于叙事的医学——临床上的叙事和对话》，Trisha Greenhalgh等编（金刚出版）。

61 学会上的发表

我的演讲题目在学会的视频研讨会上通过了。

“恭喜您。……不过，这个是很了不起的事吗？”

在学会中，若是海报发表的话只要应征就能通过了，但若是研讨会、公开座谈讨论会，或者视频研讨会的话，则要经过筛选才能通过，还是有相当高的难度的。实际上，这一次我原本已经放弃了，因为最近工作实在太忙了。

没有午餐和午休的时间，一周工作时间达到了 90 ~ 100 个小时。上班期间没有时间准备学会的内容，我只能等工作结束、回家以后，或者牺牲周末的时间来整理数据。

说是用下班以后的时间来准备，但晚上九十点到家，然后吃晚饭、洗澡，人已经筋疲力尽了，有时候连洗澡的精力都没有了。而且整理数据也要付出加倍的努力才能完成，我这次的演讲题目必须要整理出约 1500 人份的患者数据。由于赶不上截止日期，我曾经一度想要放弃提交。

但是截止日期延后了，这对学会而言是常有的事。于是我再一次开始整理数据，想着应该能够完成，最终终于赶上了。在截止日期当天凌晨的 3 点之前，我一直留在医院里努力，那时还差 100 人份的数据需要与病历进行对照。

熬夜会影响第二天的工作，于是我放弃整理回家休息了。但当我醒过来的时候才 5 点，我想这是老天在我心中上了闹钟，要让我去整理数据。

然后我起床，再次回到医院整理数据。离截止时间还有 1 个小时时，我终于完成并进行了提交，这样才有了这一回的通过。已经做到这个分儿上了，说实话我很高兴，感觉是老天在背后推了我一把。

我希望这次的演讲内容能让更多的人知晓，所以被选上以后尤为感慨，我感觉我体内的“内燃机”还没有生锈，这样我就放心了。

62 FISH！哲学

把这个数据整理一下，在下次学会上发表好吗？

“……好，明白了。”

不想做吗？

“啊？不，没有这回事。”

脸上写着不情愿啊，用橡皮帮你擦掉？

“对不起……您看出来啦？”

不情愿的话不做也行，清楚地表达自己意愿也是成长的标志。

不过，我把这个任务交给你，并不是我自己想要轻松一点儿，而是因为我觉得这样的数据整理出来将来肯定会对你有所帮助。

医生的工作并不只是给患者看病，将重要的成果在学会上进行发表，或者写成论文都是我们的重要使命。你如果趁现在学习整理数据，学习发表的方法，将来必定会对你有所帮助。

无可奈何地做某事，还是以积极的态度去从事对自己有益的工作，你觉得哪种做法好？

“那当然是积极一点儿好啊。”

是吧？

同样都是工作，当然是享受其中比较好。因此，你需要烦恼的，只是要不要接受这份工作而已。如果接受的话，后面你就会觉得“很有意思”或者“没有比这更荣耀的事情了”，然后拼命努力。

这项工作一定有助于医学的发展，信或者不信是你的自由，也许是我想错了也不一定。

事物本身不会发生变化，但会随着人的思考方式和对待方式的不同而改变。你不觉得比起消极的（Negative）思考方式，积极的（Positive）思考方式会更好吗？面对横在眼前的障碍，你可以选择避开它绕行，也可以选择跨越它。通过跨越障碍你可以做到以前做不到的事。

例如，你的眼前有一座大山，虽然觉得要爬上这座山非常困难，但是当你登上去以后回头看看，你或许会觉得山脚下的自己非常的渺小。虽然没有这么极端，但是这项工作至少可以让你登上一个台阶。是想登台阶，爬坡，还是想走平地？这是由每个人自己的人生态度决定的。换种说法，在你三四十岁的时候，发现你和以往的自己没有什么变化，你会对自己感到满意吗？

那么，你准备接受这份整理数据的工作吗？

“我接受。”

这样的事情随时随地都会发生。

“FISH！哲学”，你们不知道吧？

不知为什么，最近在护理界经常用到这一理念，它源自西雅图的鱼市。在这个鱼市，工作人员快快乐乐地工作，同时感染了去买鱼的人们，大家都充满了活力。

也就是说，不要被迫工作，要自主地去享受工作的过程，并由此产生良好的效益，这个理念解说了积极（Positive）的重要性。

1. 享受工作……在工作中带着游玩的心情，快乐地做事。

2. 取悦于人……要让人获得满足感，首先要让其获得快乐。

3. 集中注意力……集中注意力对待眼前的工作。

4. 选择态度……即使是艰辛的工作，也要自己来赋予其价值。

非常有道理，想不想把它引入医生的工作当中。

“当然啦！”

“无论工作多么繁重，都不能畏惧，要用心地一件一件去处理。”

——修女·特蕾莎（17）

指导医生的人生箴言

接下来讲述的内容也是老套的话语，我介绍几个我的座右铭吧。

有一次，为一个晚辈开欢送会，我们决定两个人去鸡尾酒吧“对饮”，结果那家店没有别的客人，成了我们俩的专场。那时我跟他讲了下文将要叙述的我的座右铭，他感动地流下了眼泪。

买单的时候，老板出人意料地对我说“今天让我受益匪浅”。对我来说，那只是高中时代自己想的一些老套的话，但说出来却意外地打动了人心。如果也能对你们有所帮助就好了。

63　不后悔

有没有让你感到后悔的事啊?

“……嗯，有吧。”

我不会具体问什么事的，这涉及个人隐私。

那么，想不想知道不让自己后悔的方法?

“如果有办法的话，请一定告诉我。”

换个角度去考虑，尽全力去努力，简单吧。

比如拼命地复习备考，但很遗憾没能考上，这个时候或许会沮丧，但不会后悔。因为竭尽全力努力过了，也就是说已经做不到更好了，已经超过了自己的能力范围了，所以只能放弃了。

但是，如果因为半途而废导致没能考上，肯定会后悔，如果当初再努力一点儿就好了。是否后悔不是就“结果”而言的，而是对“过程”而言的。

再打一个其他的比方，试着跟自己喜欢的女性告白，若是被甩了或许会受打击，但是一年过后肯定就把她忘了吧，也有可能和更好的女孩开始交往了。

但若是没能告白的话，肯定会一生都在追逐她的身影，在内心深处的某个角落会遗憾地想，若是当初告白了说不定就和她结婚了。

重要的是，不论什么事情都要尽自己所能，毫不松懈地拼命努力。哪怕世人看不到你的努力也无所谓，因为老天知道。

尽人事，听天命。只要有这份纯粹就不会后悔。这就是我的人生箴言：

“后悔无用。”

也就是说与其后悔，不如想想以后该怎么做。

“想要幸福的话，就不要说‘那时候如果那样做就好了’，而应该说‘下次要这么做’。”

——卢休斯·阿托里乌斯·凯斯特斯(18)

64 不遇伟人则无法成长

要追求更多的相遇。

迄今为止，你有没有遇见过让你觉得“这个人真了不起”的人?

“啊？突然这么一问，我也一时答不上来……”

小时候我读过野口英世博士、阿尔贝特·施韦泽博士的传记，某种意义上来说，这也算是相遇吧。

人无完人，无论多么优秀的人也不能说自己已经很完美了。而另一方面，的确有很多人在某一方面有着不输任何人的能力，可能是在知识方面、技术方面，也可能是在精神方面。

人在接触到自己所欠缺的能力时，会深切地认识到自己的不成熟，渴望得到成长。并且在努力向有这个能力的人靠近的过程中，自己也会慢慢地成长起来。因此，要和很多的人，和有各种价值观的人相遇。

我遇到过很多让我觉得“在某些方面战胜不了”的人，虽然我比不过，但觉得很有挑战性（Exciting）。能跟有这样的想法、能力的人相遇我感到非常高兴，同时也想尽量缩小与他们的差

距。反之，如果我没有遇见他们，那么我想现在的我，会是一个没有成长的、弱小的人。现在，我仍然处于成长阶段。

“不遇伟人则无法成长。”

——卢梭[1]

好奇心旺盛的我，至今仍然渴望与不同的人相遇，我不满足于现在的自己，我心里有个声音在喊着“明天要更加努力”，如果没有成长就不会有成就感。

例如，我的内窥镜技术，是一点点地从诸多前辈那里传承下来的。我来讲一下技术的形成。

在我实习期间有一个很凶的医生，他独特的气质让我很想接近他。他在内窥镜技术上非常厉害，也很受患者的欢迎。他对待一般工作的态度和在对患者做内窥镜检查时的态度不同，这一点让我感到不可思议。检查结束后患者会对他说“明年也请医生您给我做检查”。

我想要偷学这位医生的技术，在检查过程中不看内窥镜的画面，而是一直盯着他的内窥镜操作看。此外，我还从其他的医生那里学习了内窥镜检查技术以及面向患者的检查说明方式。因此，我的内窥镜检查风格是在吸取了很多医生“好的经验”的基础上形成的。与各个“好老师”的相遇让我获取了很多在教科书上学不到的经验。

不光在技术上是这样，在观念上也是如此。自己的看法和想法，一开始的时候会非常地狭隘，要想拓宽自己的视野靠的就是这种相遇。不管是遇到好的人还是遇到好的书，都是可以的，你必须要有想要吸取自己身上所欠缺的东西的态度。

这样你将来才能成长为一个与现在的自己不同的，有魅力的人。

我以马斯洛（亚伯拉罕·马斯洛是美国著名社会心理学家）的理论进行自我启发，这也是柏木哲夫先生曾引用的理论（以下为引用）[19]。

自我实现是指人都需要发挥自己的潜力，表现自己的才能，只有人的潜力充分发挥出来，人的才能充分表现出来，人才会感到最大的满足。

一、了解并认识现实，持有较为实际的人生观；

二、容纳自己、别人以及周围的世界；

三、单纯、自然而无伪；

四、有较广阔的视野，就事论事，较少考虑个人利益；

五、既能享受独居的喜悦，也能享受群居的快乐；

六、具有自主性，在环境和文化中能保持相对的独立性；

七、对平凡事物不觉厌烦，对日常生活永感新鲜；

八、在生命中曾有过难以形容的高峰体验；

九、热爱人类并认同自己是全人类的一员；

十、有至深的知交，有亲密的家人；

十一、具备民主风范，尊重别人的意见；

十二、有伦理观念，能区别手段与目的；

十三、带有哲理气质，有幽默感；

十四、有创见，不墨守成规；

十五、对世俗不轻易苟同，能超越文化与传统的束缚。

65 做别人两倍的工作

“三倍的努力，两倍的工作。”

这是在我刚当上医生的时候，一位医生前辈对我说的话，当时我不知道自己能否做到。

你有没有做你同届医生两倍的工作呢？

“和一般人差不多吧。”

当你所做的工作是别人的两倍时，旁人才会认可你的努力。然而实际上，工作不应该去和前辈相比，也不应该与同届相比，拿工作或者成果跟别人去比较也是无济于事的。

应该与平时的自己相比。

人都想要轻松，喜欢避难就易。这个时候要鞭策自己，付出平时两倍的努力去工作。要以自己为竞争对象，要战胜自我。认为自己“做到这种程度就行了”的人，不会有进步。

总而言之，今天的自己要比昨天的自己更加努力。这与井上靖先生的《桧柏（asunaro）的故事》中出现的白桦很像吧。“asunaro”这个词日文汉字写作“翌桧”，与“桧柏”相似的白桦没法长得像“桧柏”那样高大，于是总想着“明天我就会变成桧柏了”。即使成不了桧柏，也想着要变成桧柏，这份志气很重要。

战胜自己也就意味着要对自己的想法和行为负责，这也进一步关系到能否做好自我管理。

美国有很多肥胖人士，据说肥胖人士不能就任公司的管理岗位。同样的，吸烟人士也不能就任管理岗位。因为他们认为，管理不好自己健康和身体的人，是没有能力领导下属的。在工作或者学习中，有时我们会觉得自己这样就差不多行了，有时会觉得还必须更加努力，在这样的矛盾纠结中，我们不能放纵自己，要拼尽全力去努力。

刚开始的时候或许有些吃力，但是坚持两年、三年、五年以后就习惯了，就不会觉得辛苦了。

所以，五年时间里大家要拼命地努力。

这样就会习惯成自然，不用勉强费力也能完成工作。关键就是初期实习的两年和后期实习的三年时间。医疗是专业性极强的工作，仅在石头上待三年（日本的谚语，在冰冷的石头上坐上三年，石头也会焐热，意为功到自然成）是不够的。

相反，若是五年时间里你都我行我素、马马虎虎地工作，到了第六年即使想努力也来不及了。

“由俭入奢易，由奢入俭难”，人一旦尝过轻松的滋味，就再也提不起干劲了。问两者会有多大的差距？最开始的时候，努力的人和不努力的人差距不明显，但是10年、20年以后，其差距就会非常明显了。

你们知道“困（日语中为难、苦恼的意思）”这个汉字是怎么来的吗？

“呃……这个我哪知道啊。”

这是在我小学三年级的时候老师教的，当时我茅塞顿开，至今难忘。

周围的四边形表示房子，在房子里种树的话，树长不大所以感到“困”，就是这么来的。你把自己限制在一个框框里，你在里面就无法成长。这样一来，为难的是谁？

每个人都潜藏了未知的可能性。

有些人从一开始就认为自己做不到而放弃了，有些人没能发挥自己的潜力就将其埋没了，也有些人试着去做就做到了。要相信自己的可能性，因为最相信自己能力的人就是你自己。同时要时刻铭记前方有自己要努力的目标。

不要混淆目标和手段。

假设有一位医生的目标是成为教授，他把研究和成果写成了论文，不断地积累成绩，比任何人都努力，最后终于可喜可贺地成为了教授。但若他以此为努力的终点，那就太可惜了。真正有良好目标的人，在成为教授以后，还会继续探索自己所能完成的事。

因此，成为教授绝对不能变成我们的目标。因为能当上教授的人都是被选中的人，是能为医学的发展做出贡献，有可能改变价值观的人。

我们的目标绝不是成为教授，也不仅仅是能够继续诊治眼前的患者。我们要时常带着自己能否为医学做出贡献的想法，来诊治眼前的患者。

66 倒算人生

我毕业于自治医科大学，毕业后曾到偏远地区从事医疗工作。

经常有人问我："偏远地区的医疗工作够呛吧？"其实我们是自愿选择去偏远地区的，事实上我们也乐在其中。没有经历过的人，似乎不会明白这其中的乐趣。

我们做实习医生的时候，还没有像现在这样的临床实习制度，我被调到其他科室做轮班实习医生。我当时想着要在第四年的时候，从婴儿的体检到肺炎、胃溃疡、心肌梗死、癌症以及老年人的疾病，我都能够独立地在诊所完成所有的医疗过程。因此，我会每年给自己设定在医疗上要达到的目标，并带着目标去钻研。

第一年，学会基础诊疗。努力学会与患者交流，能够独立

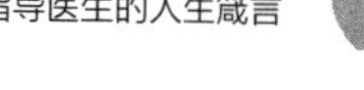

操作B超检查，大致掌握胃镜检查。

第二年，掌握胃部和大肠的吞钡检查并学会读片，学会操作肠镜检查。

第三年，掌握胃部和大肠的内窥镜息肉切除手术，学会CT诊断。

我带着这些目标不断地钻研，来弥补自身的不成熟和欠缺。

实际上，我把这种时间序列套用在患者身上就明白了。假设癌症晚期患者或者肠癌晚期患者到医院来就诊。倒算一下，若是早点来医院说不定就能治好了。因此，我们要想象着一年后的自己，两年、三年后的自己，不断地钻研，这样才能设定具体的奋斗目标。

像这样预先设定目标的人，更容易有所成就。当你想要努力做些什么的时候，如果想着“将来有一天”的话，大概就无法实现了。要设定具体的目标和完成的期限，这样就能看清自己必须要做的事和必须要超越的难度。

很多人把握不好自己要超越的难度，所以会觉得自己不行，而放弃努力。首先你要看清楚这个难度，然后考虑如何攻克这个难度，最后尽一切努力去战胜它。事实上，这份努力本身就能让人得到最大限度的成长。

即使最后你没能达到你所设定的目标，你还可以重新设定目标去努力，说不定轻易地就能达到了。并不是这个新的目标容易实现，而是之前你的努力让你的实力得到了提升。如果你一开始的时候没有设定这个目标，说不定你早就放弃了。

要倒算的不只是人生。人的一生非常短暂。诚如拿破仑·希尔在《变思考为行动》中讲述的那样，如果有“想法”就要努力地去实现它。也就是说，认为要想实现某个目标就要付诸行动的人往往会出成果。

24 岁大学毕业，假设 65 岁退休的话，我们做医生的时间，也就短短的 40 年吧？能独当一面工作的时间就更短了。

俗话说得好，“人生苦短，恋爱吧少女”……不对，应该是“青年易老学难成，一寸光阴不可轻”。

让人生变得充实，这不是一下子就能做到的，你要带着这样的想法充实地过好每一天。你们要设定好自己 30 岁之前必须要完成的目标，然后再设定 40 岁之前的目标……通过倒算人生，你肯定能够看清楚一些事情。

如果每天懒懒散散、得过且过，那你只能成为一个浑浑噩噩过日子的人。

想要提高自己的话，就必须要有自己的人生目标！

“是。”

我们来看一下医生一生的若干阶段。

一、希求期（职业生涯不到五年）：从实习初期到实习后期。

二、发展期（5 ~ 10 年）：定专业志向的时期，能力也随之增长。但是，这一时期容易引发医疗事故，不可疏忽大意。

三、成熟期（5 ~ 15 年）：没有指导医生也能独立完成诊疗。通过海外留学等方式探索更多自身发展的可能性。变得谨慎、沉稳，也得到患者越来越多的信任。

四、充实期（10 ~ 20 年）：明确了自己努力的方向，开始写论文，或者在学会上发表自己的成果。

五、观望期、倦怠期（20 ~ 30 年）：对医生这份工作感到疲惫，考虑如何结束医生职业生涯的时期。

六、独立期（20 ~ 30 年）：为选择当私人开业医生，还是继续做当班医生而烦恼的时期。

七、就任管理岗位时期（55 岁以后）：主要指离开一线医疗岗位，就任医院中管理岗位的人，或者到相关医疗设施工作的人，以及只在门诊工作的人。

八、生病期：医者不自医。医生自己罹患高血压、高血脂、肥胖、肝功能不全、癌症等疾病。

九、寿命：50 ~ 70（80）岁。

我们自己能健健康康活到几岁？一定要管理好自己的健康。要考虑自己的生命长度，预计未来几年自己的发展，选择相应的生活方式。

67 履历书

作家大宅壮一曾经说过，“男人的脸就是履历书”，你们听过没有？

或许有一定的道理，但我们消化内科的医生认为“胃是一个男人的履历书”。

年终或者做决算报告的时候，工作上倍感压力的人因腹痛来就诊，一般都是胃溃疡。若不是胃溃疡，就是急性胃炎。

此外，也有在接受痛苦的化疗和放射治疗的胃癌患者，还有服用止疼片导致胃部粗糙的患者。

当然，他们都要做胃镜检查。诊断出胃溃疡，到此的诊疗过程你们都明白吧？

然而，不是诊断出病情就结束了。重要的是要如何解读通过检查所反映出的信息。为了面试费尽心思制作出来的履历书，若是就这么丢弃掉的话，那制作者的努力就白费了。所谓履历书是个人信息的集中体现，必须要认真对待。所以，我们不能在开出治疗胃溃疡的药以后，就对患者说“再见”。

我们还要问问患者，最近食欲好吗？体重有没有减轻？晚上睡眠怎么样啊？通过这些问题来确认工作压力有没有影响到日常生活。有必要的话，还要开一些类似 SSRI（Selective Serotonin Reuptake Inhibitor：五羟色胺再摄取抑制剂）的抗抑郁药物，或者考虑追加一些安眠药。

视情况也可以为患者开具“有必要暂且在家休养”的诊断书，这些都是重要的诊疗过程。所谓的全方位医疗，就是要走进患者的内心，给予进一步的治疗。当然，这必须要有一定的经验才能够做到。

68 Excuse（辩解）

随着辩解（Excuse）技术的娴熟，你的成长之路也就渐渐封闭了。

在我实习第一年的时候，我的指导医生对我说的第一句话就是“无论什么情况，我都不接受任何辩解”。

“因为、但是”之类的，统统驳回。

虽然这是一位令人畏惧的老师，但是现在想来确实诚如他所言。

因为人只有不找借口才会去努力实现以前做不到的事。若找借口，人就会变得懒惰，习惯蒙混过关。喜欢辩解的人，一般在某些方面都会有所松懈。有没有尽全力，这一点非常重要。

上进心没有年限，工作五年也好，十年也好，要在不同的立场朝着更高的目标去努力。若是觉得自己这样就可以了，那就只能止步不前了。要相信自己还有努力的余地，相信自己的可能性，不断地提高自己。

不找借口也是对自己的行为负责。

这是成为“优秀的社会人”的条件!

“我的成功归功于：我从不找借口，也从不接受借口。”

——佛罗伦萨·南丁格尔

医生有时必须要面对患者的辩解。

今天来的患者是跟我同龄的男性，患有急性胰腺炎和酒精性肝病，他戒酒已经反复数次了。

“我也想戒掉啊，但是……”

“工作太辛苦了，不知不觉就又喝上了……”

和吸烟一样，饮酒若形成精神上的依赖，也是一种“病态”。其治疗也不是一朝一夕的，必须从根本上“禁止饮酒”，然而现实没有理论那么简单。

由饮酒引发的急性重度胰腺炎会导致患者丧命，为了不耽误病情，必须要引导患者积极配合治疗（戒酒）。若不给患者一点教训，让其意识到事关性命的话，他就认识不到饮酒的危害性。因此，我们必须让患者意识到事态的严重性，比如可以像这样来进行引导。

您有家人吗？有孩子吗？孩子多大了？

供孩子上学，守护他长大成人是作为父亲的责任吧。孩子长大以后，你想见证他结婚成家吧？你肯定想见到孙子吧？孙子出生以后要上幼儿园，然后上小学。人类是永不满足的生物。

您想要活到几岁？照这样下去的话，活不到20年哦。像这样喝下去的话，可能会发展成肝硬化，腹部积水痛苦不堪，长出食道静脉瘤而导致吐血，或许还会演变成肝癌。到时候可能就要长期住院，想见见孙子都很难。搞不好50多岁就撒手人寰了，您想象一下。

人生无法回头，到了这个年纪，也该考虑考虑人生的终点了，请好好规划一下您剩下的人生。

帮助我们分解酒精的肝脏也上了岁数了。跟年轻时候相比，喝同等量的酒，或许到第二天体内还有酒精残留吧？体重会增加吧？这就是肝脏没有完全分解掉酒精的证据。如果您想珍惜今后的人生，请您彻底戒酒。

“喝一合（容积单位，十合为一升）也不行吗？”

可以啊，但是您迟早还会恢复现在的饮酒量吧。

所以，还是彻底戒掉得好。酒和家人的幸福您选择哪一个？再这样反复饮酒的话，会有生命危险的。您想在饮酒上挥霍您的生命吗？

您得了急性胰腺炎危及生命，我们当然会尽全力救治，这对于我来说没有任何的损失。反过来说，你戒掉了酒，健康生活、收获幸福，对于我来说也没有任何好处。损失也好，收益也罢，都是您自己的事情。

或许您认为“我只是喜欢喝酒，并没有给任何人造成困扰”，但是您的生命不只属于你一个人，请您仔细想一想。若您借口

“工作繁忙”“人际关系让您烦恼”的话，我也没有办法。请您从规划人生的角度来决定是否要戒酒。

话说到这个分儿上，患者噙着泪水低下了头。

关键是要让患者从心底里想配合治疗，为了做到这一步，我花了超过 30 分钟的时间。不可能对所有的患者都如此引导，这位患者与我同年，所以我稍微有点感情用事。

69 感动不可能永存

感动不可能永存。

因此，想要让感动留在记忆中，就必须要记录下来。

在刚成为实习医生的时候，大学的前辈让我每天坚持写日记。我当时觉得这个医生好奇怪啊，为什么踏上社会以后还要写日记啊。我含糊地答应了，大概坚持写了一个月日记以后就放弃了。现在回想起来，觉得当初坚持写日记就好了，因为刚成为实习医生的时候，所有的一切都是惊喜和感动。

“是的，每天都感觉很新鲜！”

但是，当时令你感动的事情，现在再次经历就得不到同样的感动了，感动只有那一刻能够感受得到。即使经历相同的事情，感动也会有差异。因为感动的界限提高了。

中小学、高中时代能够获得纯粹的感动，和踏上社会长大成熟以后的自己相比较，对待同一件事情感受到的感动是不一

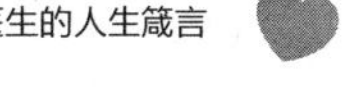

样的。

以往的感动渐渐褪色，被遗忘。我们不会再为一点儿小事而感动。因此才有了这么一句话：

“不忘初心。”

再来聊聊电影，我从高中时起就是一个小电影迷。在放学路上，我不会去看那些热映的新片，我会经常跑到偏远的电影院，看重播的老影片（Revival）。

我们观看卓别林的《摩登时代》（1936 年）不会有新鲜感，但若是爱迪生看到的话，他或许就惊呆了吧。

现在的年轻人看《星球大战Ⅳ》（1977 年）的 SFX（special effects cinematography，特技效果），一点儿都不会惊讶吧？但是我们高中时代观看《星球大战》时的感动，可以说是一种文化冲击。现在看《星球大战》也只是感到怀念而已。而看《阿凡达》（2009 年）时会觉得了不起。

《摩登时代》《星球大战》《阿凡达》之间技术的差距是相当惊人的。《阿凡达》的制作费达到了 190 亿日元，构想了 14 年，拍摄了 4 年。若不是制作费如此之高，制作时间如此之长的作品，我们也不会觉得了不起吧。我们感动的界限已经上升到了如此的高度。

因此，如果不即刻将那份感动留存下来，过后就体会不到当时的感觉了。虽然能够回忆起过去的事，但是无法体会到当时的感动。

你结婚生子，在给孩子取名的时候，可以看一下我写的《命名之文》。在我的主页（记录于卷末）上，叙述了初为人父时的心情。

作为父母最初献给孩子的礼物，就是为其“取名”。每个人当时都是差不多的想法，但是若干年以后就会将之遗忘。

孩子长大以后会问父母名字的由来，我们不应该到那时再想如何回答孩子，而应该把为人父母最初的那份感动原原本本地记下来，到 10 年或者 15 年以后把它告诉给孩子。这就是我写《命名之文》的初衷，绝对算不得美文，但其中包含了满满的为人父母的感受。很多人读了我的文章都觉得挺好的。

人会感动，也会将曾经的感动遗忘。在褪色的记忆中，很难想起或者再现当时的感动。因此，当你觉得感动的时候，要以文字的形式将它保留下来，这样这份感动就绝不会褪色了。

70　成功的秘诀

相较于成功，人往往能从失败中学到更多的东西。

从某些意义上来说，这句话是正确的。我也是历经曲折才有了现在的自己，经过指导医生的鞭策，自我的反省，我才能一点点成长起来。当然成功体验也是有必要的，而且肯定是有益处的。但是，成功有可能是瞎蒙的（Beginner’s luck：尤指刚上手就表现得特别出色），侥幸而得，可能再也不会有第二次。

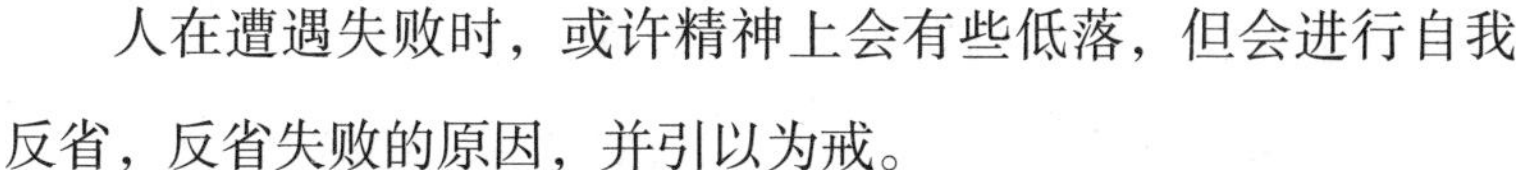

人在遭遇失败时，或许精神上会有些低落，但会进行自我反省，反省失败的原因，并引以为戒。

人不经历失败就不会成长。

我们指导医生的使命是，在不损害患者和实习医生利益的前提下，以自己的经验给你们创造机会，体验最低限度的失败，让你们成长起来。

但这是有法则的。

“是什么法则呢？”

首先要有积极向上（Positive）的精神。但是，不能光有乐观主义（Optimist），还要有积极性（Positivity）。

在芭芭拉·弗雷德里克森的著作中介绍了积极情绪的10种形式：

①喜悦（Joy）；②感激（Gratitude）；③宁静（Serenity）；④兴趣（Interest）；⑤希望（Hope）；⑥自豪（Pride）；⑦逗趣（Amusement）；⑧激励（Inspiration）；⑨敬佩（Awe）；⑩爱（Love）。

我们不仅要在自己内心提升这些积极的情绪，还要通过外在的行为带动周围的积极氛围。

不过，积极情绪不可以伪装。当感到痛苦、负面的（Negativity）的情绪时，为了提升自己的情绪，有必要在内心感受三次积极情绪。据说这种三对一的比例，是提升积极情绪的Tipping point（临界点，量变到质变的分界点）。

比起一帆风顺的精英分子，有点挫折的人成长得更快。

总而言之，凡事若受负面影响所累那就无法前进。

因此，要从好的一面来看待失败。例如，高考失败了。虽然很可惜，但是学习不到位也是没有办法的事情，只有更加努力地学习。若是三次模拟考试都考出了好成绩的话，就有了自信，或许今年能考上，这样一来学习也变得有乐趣了。有了成功的体验，保持良好的循环，是成功的秘诀。

要培养一颗不惧挫折和失败的、强大的心。为此，就要减少负面情绪，增加前文提到的积极情绪，从而变得积极向上。要想提升积极情绪，就要“从心底里去感受”，也就是说不努力是不行的。据说，积极情绪还可以提高人体的免疫力。

总之，不要“等待别人来帮你”，“自助者天助之”，只有自己积极地去努力，才会获得好结果。

“好像之前听过类似的话啊，好像是‘在农村也要努力啊’。”

嗯，可能是吧。归根结底还是要自己努力。

“老师，这种根本算不上是秘诀啊！”

没这回事，我觉得这里面也包含了真理啊！

也就是说不能期待“天上掉馅饼”。

71　一生所遇的人数

人的一生中会遇到多少人呢？

你有考虑过这个问题吗？你觉得到底有多少呢？

“啊？不知道，1万人左右吗？”

这是在30年前，角川书店发行的杂志《综艺》的专栏中登载的报道，是谁写的我已经记不得了。从家人、亲戚、邻居、幼儿园、保育院、小学、中学、高中、大学、兼职，到踏上社会、公司职场、名片交换对象……人一生中遇到的有一定的相识程度的人，据说其数目约为2000人。2000人，你不觉得出乎意料地少吗？

“啊？才这么点儿啊！”

当然，我们在工作中要诊治人数众多的患者，所以会大大地超过这个数目。但是，若除去患者的话，也就这点数目吧。若是这样的话，可以说是一期一会了，不觉得我们应该珍惜与每一个人的相遇吗？

和你的相遇也是1/2000的概率哦。

说到“珍惜”顺带再问一个问题，你觉得爱的对立面是什么？

“仇恨，憎恨吗？”

不对，特雷莎修女说过这样的话：

“爱的对面不是仇恨，而是漠不关心。无视是最大的暴力。”

金牧师（马丁·路德·金）也说过类似的话：

“社会最大的悲剧是好人过度地沉默。”

当然，这里面也包含了负面的情绪。

对待同一件事情，可以往好的方面想，也可以往坏的方面想。带有负面情绪不利于精神卫生，人更重要的是要有一颗包容的心。往好的方面去考虑的话，对人的看法和与人交往的方式都会发生变化。因此，对性格不是很好的人，或者对自己不喜欢的人，要尽量地去想，他肯定有他好的一面。一次相遇，说不定将来会在其他场合帮助到你。

“一期一会。”

要珍惜每一次的相遇。

“尊敬所有你遇到的人，尤其是医院的幕后工作者们。正是因为有他们的存在，你才能做好医生的工作。”

——《医生的规则 425 医生的心得文集》

福井次矢译（南江堂）

医疗中的惯例和常识

在医生的工作岗位上待久了以后，对医疗界的惯例就会有所了解，也会听到一些类似于都市传说之类的话题。这其中有真理，也有一些是可笑的传言。其真伪要靠你们在自己的医生生涯中亲自去检验。

72 宿命

有一种说法是“医生会死于自己的专业领域”，你们有听过吗？

“确有其事吗？”

在我实习期间，外科的一位专门治疗胰腺疾病的医生，罹患黄疸并死于胰腺癌。在此之前还听说，呼吸内科的医生得了肺癌，血液内科的医生患上了白血病，麻醉科的医生为自己的女儿上麻醉以后再未醒来，儿科医生的孩子得了心室间隔缺损，等等。其真伪姑且不论，但例子不胜枚举。

当然，也有长寿的医生，也不是所有的医生都会死于自己的专业领域，也有医生患上了自己专业之外的其他疾病。像前面这些例子，只要碰巧发生了三例，就让这种说法得到了一定的印证，其实并不具备普遍性。这种巧合流传开以后，就变成了都市传说了。

我是胰腺和胆管疾病的医生，也有人对我说“你将来肯定会得黄疸的”。虽然如此，我也不能放弃我的专业。不过，若我真的得了类似的疾病，也肯定会被说成是宿命，要注意尽早发现和治疗。

“老师，您真的不要紧吗？”

……要不下次做一下 PET 检查看看。

“命运中不存在偶然，人在与命运相遇之前，就已经在创造自己的命运了。”

——威尔逊（托马斯·伍德罗·威尔逊，美国总统、政治家）

也听过这样一句话“塞翁失马焉知非福”。

某位副教授在竞选教授中落败了，如果成不了教授往往就不能留在大学，必须要到医院里任职。这位副教授就任某医院的院长一职，该医院有入职体检，在体检中做了胃镜检查，居然查出了胃癌。

如果这位副教授当上了教授，那么工作就会变得更加繁忙，或许也就更没有时间做胃镜检查了。结果很有可能是当上教授

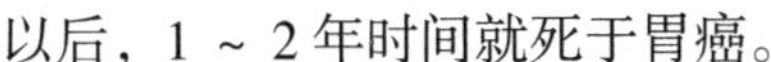
以后，1 ~ 2 年时间就死于胃癌。

“医者不自医”指的就是这种情况，医生若不能维持健康就没有了意义。这位副教授虽然错过了教授头衔，却获得了更加有意义的人生。

实际上，这种偶然事件并不鲜见。

人有时听从命运的安排或许也是很重要的。

“等待我的命运会是什么样的呢？”

不用担心，你肯定前程似锦啊。

73　患者是教科书

“患者是最好的教科书。”

这是在医学界常说的一句话。

“我听说过这句话。”

我们通过读教科书来学习疾病的概念，但是，真正的疾病并不是书本上的知识，而是存在于人体身上的东西。即便同样是胃溃疡，病情也各不相同。有的患者是因幽门螺旋杆菌引发的，也有的患者是因连续加班、过度劳动的压力造成的。还有的是由于长期服用类固醇药物，或者服用非类固醇性质的非甾体抗炎药（NSAIDs）、抗凝药，引发副作用而导致的。这些情况我们都必须考虑在内。

通过精密检查发现，有的患者的确患有癌症，而有的患者得的是其他脏器的癌细胞浸润导致的胃溃疡并发症。其中还有的患者是由于和婆婆关系紧张，产生压力导致患病的。

通过教科书来学习病理知识，和诊察眼前的患者之间是有差异的。所以，要通过记住患者来把握疾病的知识，要通过“联合型学习（Associative learning：个体能够在事件与事件之间建立起某种形式的联系或关系的学习方式）”来加强记忆。当然，关键还是要面对面地诊察更多的患者。

学习、掌握教科书上的知识固然重要，但书本知识很空洞，没有灵魂。要将所学的知识这条经线，和在治疗患者的过程中掌握的经验这条纬线连接起来，这样才能在医疗中成熟起来。

有时患者说的话很有参考价值，他们本身就是很好的教科书。不能傲慢地认为我们在救治患者，而要以谦逊的态度来面对患者。

在某些情况下，从患者身上吸收到的知识，或许可以成为纠正你已有的错误知识的契机。谁都不能保证教科书上记录的内容都是正确无误的，所以，我们要真诚地面对每一位患者。

自治医科大学的循环内科教授——苅尾七臣先生，是治疗高血压的世界级领军人物之一。他是我同年级的同学，原本就是非常优秀的医生，也顺理成章地当上了教授。

有关高血压的研究，大家都觉得应该已经很透彻了吧？然而，他偏偏要向这个领域发起挑战。一般的医生或许会觉得这是堂吉诃德在挑战风车，但他仍在满怀信心地不断研究，并最

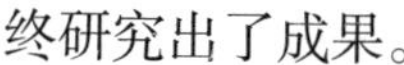

终研究出了成果。

他在日复一日认真治疗每一位患者的过程中，解析了超过500人的24小时的血压数据，从而发现了“高血压晨峰（Morning surge）”现象，即早晨的血压上升是脑血管疾病的风险因子，并将它推广开来。如今这一成果仍是给予众多医生支持的血压常识。

他厉害的地方，不是为了出成果而进行研究，而是他能认真面对每一位患者，集所有治疗之大成，并由此发现了真理。像这种“面向病人的研究（Patient oriented study）”看起来容易，实施起来却难度很高。因为在医生的研究和博士论文中，大量存在的是“为了研究而研究”的内容。

医生必须终身学习。

大学毕业只不过证明你有了最低限度的知识储备。医学日新月异，在大学里学到的很多知识，在你成为医生，开始医疗工作以后，或许已经成了历史。所以，要时常更新你的知识。

要通过阅读书籍和论文，参加学会和报告会来更新知识。同时要接触患者这个教科书，进一步深入学习。

将来有一天你会为医疗后辈们撰写教科书，带着这样的梦想去努力吧。

“从你遇见的所有的患者身上吸取知识。”

——《医生的规则 425 医生的心得文集》

福井次矢译（南江堂）

“无论从事什么样的工作，只有在工作现场才能实际地学到东西。”

——佛罗伦萨·南丁格尔

74 医生要五者一体

医生必须要“五者”一体。

这句话的出处你们一查就知道了，原本讲述的是做教师所要具备的素质，也有人将其用在医生这个职业上。你知道是哪“五者”吗?

“我第一次听说。”

是指学者、占卜师、艺人、演员、医生。也就是说，要有丰富的知识和科学的、理性的思维方式（学者）；要能准确把握患者的病情，并能预测病情的发展（占卜师）；要有能为患者带来欢笑的交际能力（艺人）；必要时要有为患者生气、给予同情、表达悲伤等情绪的演技（演员）；不仅要能为患者治疗疾病，还要能理解、治愈患者的内心（医生）。你看我的查房和门诊情况就清楚了，我在不经意间践行着“五者”的角色吧?

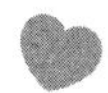

“我非常清楚，不仅如此，老师还担任指导医生，所以还兼任教育者，是六者一体。”

你真会说话啊！

医生应当善于从患者细微的动作、表情中察觉其状态。我从小学五年级开始到中学三年级，一直担任文娱会话剧的主角，所以我或许有点演员的素养。不过，我可能还缺乏一点儿艺人的能力。

“老师，没有那回事。您在内窥检查前对患者做的说明，绝对有艺人的资质。”

是嘛，被你这么一说，我该感到高兴呢，还是悲哀呢……

啊，这么说来我曾经在真正的演员面前表演过。碰巧一位名演员到我们医院来，让我给他做胃镜检查。这位演员在电视剧中正巧演过一个医生的角色，在我的无理要求下，我扮演了一下该角色。

“您是 ×× 副教授吗？”

“啊？是的……”

“我因崇拜您而成为了一名消化内科医生。今天不仅见到了您，还能为您做胃镜检查，我感到无上的光荣，您这边请。”

“谢谢你，我经常做胃镜检查，你放手做吧。”

“那拜托您了。”

做了检查说明，并完成检查以后。

“您辛苦了。”

“谢谢你，这是迄今为止最舒适的一次检查。”

“您这么说，是我的荣幸。”

从年龄上来看，他已经是到了副教授该退休的年龄了，但却接受了我的无理要求陪我演到最后。

大学时，我曾兼职做家庭教师，所以我也有一定的教学能力。

总而言之，“五者”的能力都必须经过辛苦的修行和训练才能掌握。若换一句话来表述当医生的心得的话，那就应该是“三折肱为良医”了吧。意指只有自己三次断臂才能铭记其痛，才能成为良医。

虽然有些老生常谈，但我还是要再强调一遍，医生在做好本职工作的同时，要磨炼、提升自己的人格魅力。

“无论什么情况下，都不要对患者的话语流露出惊讶的表情。”

——《医生的规则425 医生的心得文集》

福井次矢译（南江堂）

75 医者不自医

我感觉有点发烧，今天或许工作上会有些欠缺，请担待。

“感冒了吗？嗓音听起来像是感冒了呢。”

因为这一个月来一直没有休息。周末有学会和报告会，还要出差，我已经连续工作了30多天了，可能身体有些吃不消了。年轻的时候这点强度不算什么，可能上了年纪了吧。

“所谓医者不自医啊。”

喂喂，这是我在自嘲啊，可不想被你说啊。

“失礼了。”

不过，事实确实如此。你也几乎没怎么休息吧？

“即使休假也还是要来查房的，查完房以后可以休息的，所以我没事的。”

是嘛，说得我好感动啊。不过，还是要好好休息一下的，偶尔跟女朋友约个会，不然要被嫌弃了。

“那么，这周末请给我放假吧！”

OK！玩儿得开心点儿，查房的事交给我了。

“但是，这样的话老师这周末也没有休息了吧？”

没关系，查完房以后，我会休息的。若不划分清楚工作和生活的界限的话，你就一直没时间约会了，代我向你女朋友问声好。

医生的工作一般都带有奉献精神，一头扎进繁忙的工作中，常常导致工作过度。也就是人们常说的工作中毒症（Workaholic syndrome），而且很多人没有意识到这是一个病症，而把过度工作当作理所当然的事。

在我母校自治医科大学的毕业生中，因过度工作而死亡的人不在少数。

某外科医生患有哮喘，为了避免手术中手的抖动，而控制了支气管扩张剂（黄嘌呤类药物）的服用，结果因重度发作而导致窒息死亡。当时他正在值班，联系不上，打开值班室门时发现已经死亡，解剖发现结果是急性出血性胰腺炎。

也不能说他们一定是不注意自己的健康。然而，包括自杀在内，相当于工伤的医生死亡案例不胜枚举。

自治医科大学的毕业生必须要去偏远地区工作，实习机会有限。因此，在实习期间常常会努力过头。这种时候，很容易引发“事故”。你们也会因通宵熬夜，在第二天的工作中犯些小错误吧？

“我觉得大概没有吧。”

你太天真了，或许你都没有发现自己的失误。比如，病历上写错字，忘了给病人抽血之类的，虽然没有重大的失误，但是可能在不经意间会犯些小错吧。

“是啊，这么说来……”

人无完人，有时候心有余而力不足，再怎么不忘初心，也有使不上劲的时候。因此，要好好休息，休养生息。休息才能恢复精神，才能重新出发，工作的热情也就随之产生了。

“是这样的。”

期待你下周的表现哦！

“好！”

资料：医生健康工作7条（日本医师协会“当班医生健康支援工程”委员会）

其一，确保充足的睡眠；

睡眠时间低于6小时的当班医生比例为41%（20多岁的医生达63%）；

其二，每周至少休息一天；

每月休息不满4天的当班医生比例为46%（20多岁的医生达75%）；

其三，注意不要工作过度；

其四，“抑郁”不是事不关己的现象；

其五，身体不适要立刻就诊；

当班医生中有20%的人认为自己“不健康”，身体不适的时候有53%的医生选择自己处理；

其六，要释放压力；

其七，珍爱自己、家人和伴侣。

76 To err is human（人非圣贤孰能无过）

To err is human，to forgive divine.

你们听过这句话吗？

“这是什么意思啊？”

……不知道也没有关系，不过意思应该懂吧？

“犯错者为人，谅错者为神。”

最近的医疗界在讨论这句话的重要性，或者说在医疗的世界，它是能和重要的危机管理（Risk management）相提并论的要素。

实际上，这句话我是在某次演讲会上听到的。在我母校自治医科大学的校长（当时）——高久史磨先生的演讲上，我第一次在医疗界听到了这句话，所以印象很深刻。

要以“人都会犯错”为前提，构建早期发现、避免大祸的体系。

例如，飞机主翼边缘的襟翼（flap）是电传飞行控制系统（Fly by wire）通过电力来直接驱动的。过去也有过以油压方式运行的时期，为了防止因漏油机翼停止运行引发事故，才改变了驱动的方式。

而且，至少备有两套系统，一条线路切断了，另一条线路就开始运作。即使有了错漏，也能保障安全，这种理念叫作“故障安全（Fail safe）”。也就是说，要构建“即使发生错误也绝不会发展成大祸”的安全管理体系。

机器也会发生故障，何况“人原本就是会犯错的生物”，所以必须要备好二重或者三重的保障措施。

所谓“大祸”原本就不是由一个因素导致的。因为很多时

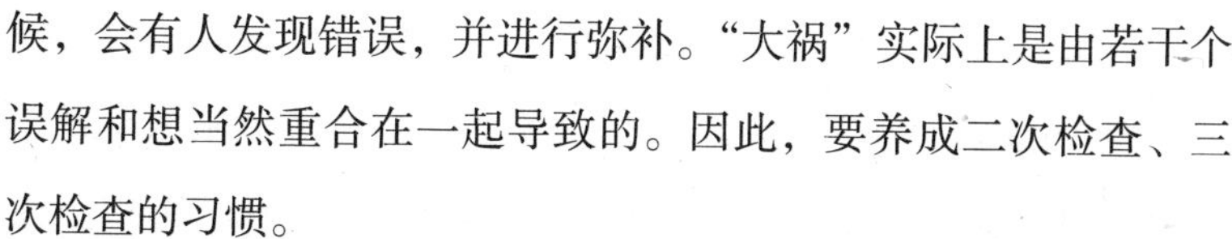

候，会有人发现错误，并进行弥补。“大祸”实际上是由若干个误解和想当然重合在一起导致的。因此，要养成二次检查、三次检查的习惯。

还有一点，就是个人的危机管理意识。如果一个组织的大部分成员都想着“有人会做的”，那么这个组织是不堪一击的。若每一个成员都能激励自己，或者成员之间能通过互相鼓励来完成工作的话，那么这个组织是坚如磐石的。你知道我想说什么吧？

“啊？”

你自身必须要有干劲！现在的你能做些什么，必须要做些什么，你必须要有目的意识和危机管理意识。

“虽然还没有考虑过，但必须要做去吧。”

是的。

“一般而言，患者所怨恨的不是你初次犯错，而是你错上加错。”

——《医生的规则 425 医生的心得文集》

福井次矢译（南江堂）

近来，在医疗安全上的观念渐渐地发生了国际性转变，“人犯错是不可避免的”，那么今后为预防事故、改善医疗，组织应该采取什么样的措施，WHO 给出了相关提议。

不要认为这些提议与自己无关，诚然也不必记住所有的内容，但是医疗行为一定要保证安全性。这一点应该由医院这个组织来将其系统化，不能将责任转嫁给医生等个体，要以组织的形式来确保安全工作。

资料：WHO“世界患者安全联盟（World Alliance For Patient Safety）”

“不良事件报告及监测指南（WHO Draft Guidelines For Adverse Event Reporting And Learning Systems）”（2005 年）

在 2005 年起草的这份草案中，明确指出了成功的不良事件报告系统，应当具备的 7 个条件。

1. Non-punitive 非惩罚性

报告内容不会导致报告者对本人的报复，也不会成为处罚他人的依据。

2. Confidential 保密性

患者的信息、报告者的信息以及部门的信息绝不会泄露。

3. Independent 独立性

报告系统独立于任何有权处罚报告者或者部门的相关机构。

4. Expert analysis 专业的分析

报告书的内容，由了解临床情况、能够认识到潜在的原因、训练有素的专家来鉴定。

5. Timely 适时性

迅速分析报告书，尤其是发生重大事故的时候，要迅速向等待意见的人们传达结果。

6. Systems-oriented 着眼于系统

不着眼于个人的行为，立足于系统的改善、事情的经过、产品来给予提议。

7. Responsive 信息互通

受理报告书的机构，要将提议散播出去，其他参与的组织也要将提议付诸实行。

77 神之手

这不是一般人能做到的，“只有这位医生才能够做得到”，让人产生这种敬意的人，我们称为“神之手”。我所见识过的，给我以这种感觉的医生有两位。不是社会对他们的普遍评价，只不过是我的个人感觉。

我们医院也有被称作“神之手”的医生莅临诊疗，但那是脑外科的医生，我不了解所以暂且不提。

我所认为的“神之手”，第一位是我母校自治医科大学已故的首任校长——中尾喜久先生。

虽然我没有亲眼看见他诊治患者，但在我大学时代曾经听过先生的传闻，某教授在实习期间得到了中尾先生的指导。

当时，中尾先生是东京大学内科学的教授。实习医生遇到了一位发烧原因不明的患者，难以下诊断。在一次教授查房中，中尾先生仔细地检查了患者的腹部，说是“脾脏肿大”。确实能够触摸到脾脏，结果查出该患者得了 ALL（Acute Lymphoblastic Leukemia：急性淋巴细胞白血病）。当时还是实习医生的教授，疏忽了对患者腹部的诊查，深感惭愧。

那个时候别说是 CT 了，就连 B 超也没有，对触诊、听诊和叩诊的重视程度要远远高于现代。

中尾先生虽然身为校长，但据说只要哈里森（Harrison）内科学手册出了新版，他就一定会通读、研读。正是因为他精通内科，才能诊断出这位患者的疾病吧。这是 50 多年前的事了，发生在不依赖机器诊断，重视靠人力诊断的时代，所以我印象深刻。

“买一本被视作医学标准手册的书籍，而且要不断购买最新的版本，坚持阅读一生。”

——《医生的规则 425 医生的心得文集》

福井次矢译（南江堂）

我要提的另一位“神之手”是在我毕业后的第四年，在利

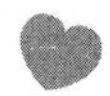

尻岛从事医疗工作时的院长——阿部昌彦先生，他也是我大学的学长。

有一位女高中生，因发烧白天来门诊就诊，由我来诊治。我通过听诊未发现异常，所以诊断为“感冒”，开了些感冒药以后就让患者回去了。第二天在病房查房的时候，我发现这个孩子住院了。一问院长，得知她感觉不舒服晚上来急诊了，然后就安排她住院了。

通过胸部单纯 X 光检查，她被确诊得了肺炎。我再一次做了听诊检查，呼吸音听起来还是没有异常。我觉得非常不可思议，就问院长为什么诊断为肺炎？

“呼吸音确实基本上是正常的，但你仔细听，能听到在呼气最后有稍许的捻发音（Crepitation），虽然不怎么明显。”

就因为这个做了胸部 X 光检查？

“还有叩诊啊，只在左上背部发现声音混沌（Dull）。”

叩诊！用于肺炎的诊断吗？

“如果有一定程度的炎症的话，叩诊就产生不了共鸣，会变得混沌。在过去这是正经的诊断手段，然而最近的年轻人只要看到患者咳嗽，就立马做 CT 检查。当然 CT 确实能够帮助诊断，但这不是靠自己的能力诊断出来的吧？认真对待每一项检查才是内科医生的职责。”

看着通过叩诊来诊断肺炎的前辈的手，我觉得这是真正的“神之手”，这才是内科医生的典范。

我认为“神之手”不仅仅是指技术上的优秀。或者可以说是鬼手佛心吧，只有带着深思熟虑的心和一双慧眼来进行诊疗的医生，才是真正的“神之手”。它所体现的是医生想方设法为患者诊断、治疗，想要让其恢复健康的内心。

“小医治病，中医治人，大医治国。”

拥有神之手的医生可以是小医，也可以是中医，不一定非要是大医。

你们的目标是小医就足够了，诸多平凡的医生能成为小医就相当不容易了。

78 后诊治者为名医

昨天来的患者据说是急性阑尾炎。

“啊？是那一位吗？”

今天早上再次急诊，做了紧急手术。

昨天来的时候腹痛不严重，阑尾点（McBurney’s point：脐与右髂前上棘连线中、外 1/3 交界处，该处若有压痛、反跳痛，则存在阑尾炎的可能性较高）无压痛，也无反跳痛。验血结果也毫无异常，CT 也显示阑尾无肿胀。只发现阑尾处有粪便。

而今天早上该患者来医院时，好像有明显的急性腹症。很

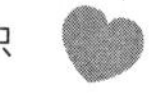

遗憾，已超出了内科诊治的范畴，经过外科检查，推测为急性阑尾炎，这就是所谓的“后诊治者为名医”吧。

从今天早上病人的状态来看，我想即使是你也能诊断出阑尾炎的。阑尾炎的症状会慢慢地发生变化，所以你们最好要记住，随着时间的推移症状会产生变化。在初诊的时候，不要断定“绝对没问题”，最好要交代患者“若是再感觉疼痛，请立刻就诊”。这样一来，先诊治者就不会变成庸医了，患者也可以放心地回家了。

“时间是最伟大的诊断医师，一定要好好利用。”

——《医生的规则 425 医生的心得文集》

福井次矢译（南江堂）

指导医生的背影

指导医生对于实习医生来说，有时像父母，有时像兄长，有时也像朋友，会根据情况随时变换角色。我会向你们展现指导医生的背影，希望你们看到我真实的生存方式。你们能理解我的用意吗？你们在当上指导医生的时候，会这么考虑，这么去做吗？指导医生的内心，实习医生或许理解不了吧。

79 Calling（天职）

“天职”在英语中叫作“calling”。

God is calling.

近来，我开始觉得医生这份职业是我的天职，或许用“能感觉得到”来表达会更加确切一点儿。我也是最近才知道这个词的，就像孔子在《论语》（为政篇第二）中说的“五十而知天命”一样，我也到了知天命的岁数了。

早上 6 点上班，没时间吃午饭，当然也没有时间午休。在门诊，直到下午 3 点多，要不间断地看 50 ~ 60 个病人，没时

间上厕所。门诊结束以后要做检查，只有我能操作的检查在等待着我。还有急诊患者的诊查、紧急检查、查房、写病历等诸多工作。一天工作 14 ~ 15 个小时，一周工作时间超过 100 个小时都是常有的事。

没有周末，周末要参加研究会或者在学会上发表论文。为此，每天回家以后我还要继续工作，数据的整理、发表的准备以及撰写稿子。某种意义上说，我们是为了患者而奋不顾身的公仆。无视自己的私人时间和利益，一心为了患者而鞠躬尽瘁。我母校自治医科大学的校长中尾喜久先生，称这为“忘我利他”。

医生这份职业，没有自我牺牲是坚持不下去的。然而，抛开工作价值不谈，我们还有着一份责任。

Noblesse oblige.

如此考虑的话，工作也变得有乐趣了，这是非常难得的。

“若是不喜欢临床医，那就请立刻辞掉临床医生的工作。”

——《医生的规则 425 医生的心得文集》

福井次矢译（南江堂）

做医生虽然辛苦，但是很有意义，这是我愿意奉献一生的工作。我希望有一天你也能觉得医生这个职业是你的天职。

“是！”

若将工作的时间所占醒着的时间的比例叫作“过度工作系

数”的话，我可能达到了 80%，有点太多了。但是，我没有被迫工作，我很享受这份工作，这样就没有问题了。工作是我的职责。

你用不着像我一样拼命。

“当然！”

“成功不是幸福的关键，而幸福是成功的关键。如果你非常热爱你所从事的工作，那么你就已经成功了。”

——阿尔贝特·施韦泽

80 啰唆

我说话啰唆吧？

“不不，一点儿都不啰唆。”

说实话没关系的。

“嗯，稍微有点儿吧。”

这是职业病，不是有意要啰唆的。比如，我跟你解释这个疾病以及治疗方法，你能理解多少呢？

“50%？”

能有就不错了！你们尚且如此，患者又能理解多少呢？作为知识又能接受多少呢？前面提到过，有研究表明，人只能记住所阅读的信息的 10% 左右，所听到的信息的 20% 左右。不过，

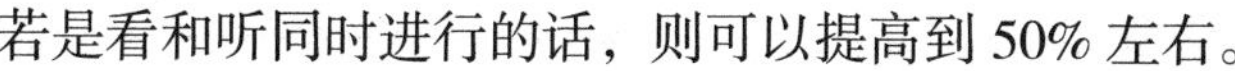

若是看和听同时进行的话，则可以提高到 50% 左右。

我在对患者进行病情说明的时候，几乎不使用医疗专业术语，而代之以日常生活用语进行说明。比如，对高龄患者及其家属进行说明的时候，要摒弃专业术语，慢慢地仔细地解释。患者会边点头边听我说。

即便如此，花了 20 ~ 30 分钟说完以后，我问：“您听明白了吗？还有什么问题吗？”

还是有患者回答：“话说我得的是什么病啊？”

会很失望吧，但是，我觉得这是因为我解释的方法不对。因此，我会换种方法进行第二次说明。二次说明完以后，患者能理解一半就不错了。

例如“十二指肠”这个词，医生没有不清楚的，但是有的患者不明白十二指肠是什么，在哪个部位。当然，我不是在指责患者。我在做胃镜检查前，会对患者这样解释：

“我要检查一下您胃的深处，您稍微按着点儿。”

像这样考虑对方的接受能力，更换解释方式进行二次说明，是我的职业病。因此，我变得啰唆了。也就是说，我把你们跟患者放在同一层次上对待了！

快点成长起来，让我只解释一遍就完事吧！

81 无名英雄

“内科医生”和“外科医生”的区别在哪儿？

“外科医生手握手术刀，内科医生不需要？”

我说你啊，你觉得我要你回答这种老套的答案吗？

“果然不对啊？”

内科和外科，接收的患者不一样。外科医生治疗受伤、肿瘤等靠内科药物无法治愈的疾病。内科医生则治疗无法治愈的癌症、危重疾病或者病态。因此，对于患者来说，外科医生是治愈疾病的救世主。

例如，我们来看一下有关癌症的诊断。假设患者在内科做了各种检查，并被诊断为“癌症”。患者会对我们说“老是做检查累死了”“快点做手术帮我治好吧”。有时我们仿佛扮演了发现疾病的恶人。对于患者来说，做手术为他治疗的是外科医生，很少有患者会感谢我们内科医生。

我们职责如此，这也是没有办法的，我们的任务就是评估病情，以保障外科医生能够安全、切实地实施手术。此外，还要提供手术的设计图给外科。内科不是一个能期望收获患者的感谢的科室，也不是能品尝治愈患者成就感的科室。

但是，通过各种努力，诊断出可以通过内窥镜治疗的早期食道癌、胃癌、可以手术治疗的小胰腺癌等疾病时，我们会陶醉在一种自我满足感中，觉得正因为是我才能发现患者的病因。

当然，我说这个并不是要以恩人自居。

不过，我会因此而感到喜悦和充实。某种意义上说，或许只有内科医生才能体会到这种喜悦。

原本以为这是我们内科医生才有的想法，没想到一位急救医生也说了同样的话。

他为救护车运送来的昏迷病人做了复苏。诊断出腹部大动脉瘤后，患者被移交给了心血管外科医生。手术成功了，患者出院的时候，并没有到急救中心来打招呼说“前几天被救护车送来时受您照顾了，托您的福我恢复健康可以回家了”。

实际上，患者当时没有意识，自己被运到哪里，被谁救治的，他一无所知。他醒过来的时候，主治医生是心血管外科的医生，他应该已经不记得在昏迷的时候曾受过急救医生的救治。

急救医生并没有希求患者们犒劳的话语，他们认为“做好急救的看门人是我们的职责”。

听到那位患者健康出院，那就是对我们的慰藉。

医院里有各种医生，外科医生某种意义上是受人瞩目的王牌，内科医生、急救医生等可以说是无名英雄吧。但是，他们各自承担着自己的职责，互助互补，这样医院才能正常运作起来。

我们虽然是“无名英雄”，但在我们心里是把自己看成“医院的顶梁柱”的。

82 脑内吗啡

听过“脑内吗啡”吗？

这个东西一旦尝过滋味就再也离不开了。这是原本就存在于人体内的东西，并不构成犯罪。

脑内吗啡好像也被称作内啡肽（Endolphine）、脑啡肽（Enkephalin），是取得成功以后才能收获的喜悦，也是对自己的一种奖赏吧。你也应该有的，在考上大学和通过国家医学考试的时候的喜悦，那个时候你的脑袋里肯定充满了“脑内吗啡”。

对于一个医生而言，何为喜悦？当然让患者高兴是一种喜悦，此外，在很难的检查进展顺利的时候，在经过多方查询，总也无法下诊断的疑难杂症得出结论的时候，都能感受到喜悦。

前面我提到过感动的临界值，“脑内吗啡”的临界值也会渐渐增高。刚开始的时候，在急诊来了主诉心窝部疼痛的患者，你给他做心电图诊断出心肌梗死，或者做 CT 诊断出急性阑尾炎，你都能感受到喜悦。但这是谁都能做到的事，随着年岁的增长，这些会变得理所应当，你再也不会沾沾自喜。

比如在胃镜检查中，用高清的内窥镜能查到 10mm 大小的早期恶性肿瘤，但是可能会让患者感到痛苦。因此，为了让患者舒适，我要用细径内窥镜五分钟内完成检查，若这样不能诊断出 10mm 的早期癌症的话，我就无法对自己感到满意。

现在你们若是通过胃镜，发现晚期胃癌也会感到充实吧？

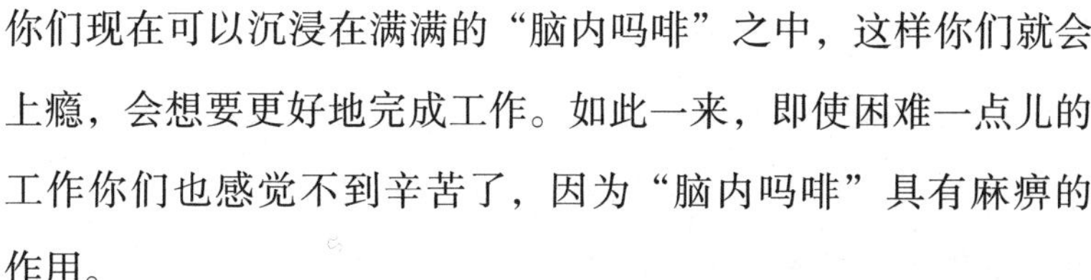
你们现在可以沉浸在满满的“脑内吗啡”之中，这样你们就会上瘾，会想要更好地完成工作。如此一来，即使困难一点儿的工作你们也感觉不到辛苦了，因为“脑内吗啡”具有麻痹的作用。

“老师，我不需要‘脑内吗啡’。”

但是，感觉很爽哦！

“那我试着努力体会一下。”

一旦尝到滋味就会上瘾哦！

83　天线

“老师，您为什么知道那么多东西啊？”

如果带着兴趣去看各种东西，你的看法就会发生变化。打开你的天线，你就会注意到各种事物。我的天线很高很大，并不是说我自己很有才能，而是我对各种事物感兴趣，也可以说我有一颗爱玩的心吧。

比如，我出差去参加一个地方的学会，我一定会去看看当地的建筑。虽然不会有像建筑师安东尼·高迪（Antoni Gaudi）的作品那样出众的建筑物，但仅仅是观赏那些直线和曲线的融合，空间的巧妙利用，我就已经觉得很有意思了。

因参加学会去芝加哥的时候亦是如此，芝加哥有着建筑之都的美誉，光是欣赏建筑我就很享受了。建筑或者楼房，虽然形状有所区别，但就根本而言，其功能都是一样的吧。说得极端一点儿，以同样的设计建造出相同的建筑也未尝不可吧。对于在这些建筑中工作的人们来说，只要不影响工作，建筑的外观跟他们没有关系。那为什么会有不同形状的建筑呢？我觉得很不可思议，你们……有没有考虑过这个问题？

“怎么可能会考虑这个？完全不感兴趣啊。”

也是啊，建筑的外观跟我也没有关系。但是，这世间有很多的建筑师，很多大学里都有建筑专业。这样一来，他们就想建造出跟别人不同的东西，对于他们来说建筑是体现其个性的，具备实际功能的艺术品。

这样来考虑的话，就变成我在陌生的街头欣赏艺术品了。不用特意跑到美术馆或者博物馆去，你可以通过电车的窗子眺望街景和建筑物，来欣赏这样的艺术品。

我认为这种玩心，在实际工作中也会发挥大的作用。我所讲授的关于腹部单纯 X 光检查的读片方法，像集各种杂学之大成吧。

“您这么一说，确实如此。”

患者不经意间的动作、说话方式、声音、商量的事情，这其中可能隐藏了诊断新病情的线索。有的疾病，即使是一些小症状也必须要立刻给予治疗。能不能意识到这些，我认为不是仅靠学问和知识就可以做到的。

在诊查的时候，有些医生仅用三分钟的时间就说“今天也

没什么变化”，然后立刻让患者离开了，我不允许这样的事情发生。要关注所有细节，确认患者是否没问题，对有疑问的患者不能就这么让其回去。患者们也都知道，我的门诊已经成了万事咨询处。

“医生，我这只脚上有点红，您给看看。”

碰一下会痛，我怀疑是深部静脉血栓，推荐其去血管外科。做了 MRI 检查，确诊并接受了治疗。

“这或许跟医生您不相干，我最近有点腰疼……”

验血结果有点贫血，诊断为多发性骨髓瘤。

“昨天吃饭的时候筷子掉了，今天又好了。”

没有四肢麻痹的症状，但是有点放心不下，做了头部 CT 检查，居然发现了大规模浸润的恶性淋巴瘤。

这些都是一些细枝末节的事。也正因为不放过任何细节，我才有了新的发现。

为此，我们要有宽广的胸怀，让患者说出“不相干的事”。对趾高气扬的医生，患者会敬而远之，也不会跟这样的医生商量事情。医生要努力成为患者身边的，可以咨询的家庭医生。

家庭医生不是私人开业医生的特权，当班医生在跟患者接触时，也可以把自己当成家庭医生。当然，对患者这些疑问你要能够给予解答。

只有不断学习才能帮助到患者，学习不仅仅是为了自己，也是为了患者。所谓医学就是这样的一门学问。而且，我们必须要充分理解，医学的对象是人，是有感情的患者。医学知识的学习固然很重要，但若是不热爱人类的话，也干不了医生这个职业。要对各种事物产生兴趣，努力丰富自己的知识面，提升内涵。

“是！”

你的天线，似乎在寻找可爱的护士方面很灵敏啊。

“没那回事啊！”

不要让自己的天线用错了地方啊。

“嘿嘿，那是自然。”

84　赶超时间

我走路很快。

“是的，要跟上您的步伐很困难。”

我们医院太大了。东京的地价很高，所以在狭窄的土地上楼房都往上扩张，而福岛的地不贵，所以楼房一般会横向扩展。因此，我们医院的用地像一个城镇一样大。

从内窥镜室到质子束治疗中心，至少要走十多分钟，从门诊到北楼，也至少要走 5 ~ 10 分钟吧。我觉得浪费在路上的时间太多了，如果走快一点，3 分钟能走到的话，就可以节省 2 ~ 7 分钟的时间。一天往返几次的话，至少可以节省 30 分钟左右。所谓聚沙成塔、积少成多。

时间对所有人都是公平的，这是不争的事实。比起慢慢吞吞地走，加快行走速度可以更有效地利用时间。这个时间可以用来完成更多的工作，所以我要快速行走。不过，即使有了这个时间，实际也会用到其他的工作中去，并没有省下来。

慢慢行走的人，是只顾眼前的人。

快速行走的人，是考虑到将来的人。

我不是在讨论哪种生活方式更好，只是想要更有效地利用金钱无法买到的宝贵时间。不过健康也是金钱买不到的。

例如，假设因为出差要从东京前往京都。古时候从江户到京都平均要花一到两天的时间，而现在坐新干线希望号的话，只要两个小时十六分钟就到了。400 年来，科技的进步让我们得以有效地利用这个节省下来的时间。

古时候的人出行，不仅要花费时间，还要花费相当的体力和费用，而我们已经不需要花费那样的体力和费用了。因此，通过今昔对比，我们不能只感叹过去的不易，在享受科学和文明进步带来的成果的同时，我们也要更加努力地去创造新的成果。

过去是已经实现了的未来，而未来是尚未实现的过去。过去的已经无法追悔，虽然我们不能改变过去，但我们可以规划未来、过好现在，从而让自己的未来接近自己所设想的目标。人不能支配时间，但至少可以走向自己想要的未来。

“学习昨天、活在今天、希冀明天。”

——阿尔伯特·爱因斯坦

轻视一分钱的人，早晚会因一分钱而发愁；浪费一分钟的人，也迟早会因一分钟而吃苦头。为了不让自己后悔，要充分用好现在的每分每秒，正是因为珍惜时间才要快速行走。不能被时间推着走，而应该赶超到时间前面去，这样你才会看到不一样的风景。在慢车和在新干线上看到的景色肯定是不一样的吧?

不过，慢车也有慢车特有的风景，有这个雅兴也是无可厚非的。

在圣路加国际医院理事长日野原重明先生讲述的平成养生训“健康心得”10条中，快速行走也被列入其中。跟年轻的你们说长寿的秘诀，你们或许理解不了，但是知道一点儿也没有坏处（以下为引用）[20]。

一、少食：随着年龄的增长代谢能力的下降，要相应地减少食物摄入量；

二、食用植物油：橄榄油等；

三、爬楼梯时一步两级：和电梯比赛；

四、快走：挺直腰背，迈大步子轻快地走；

五、时常面带笑容：笑容能让人看起来年轻。表情肌如果

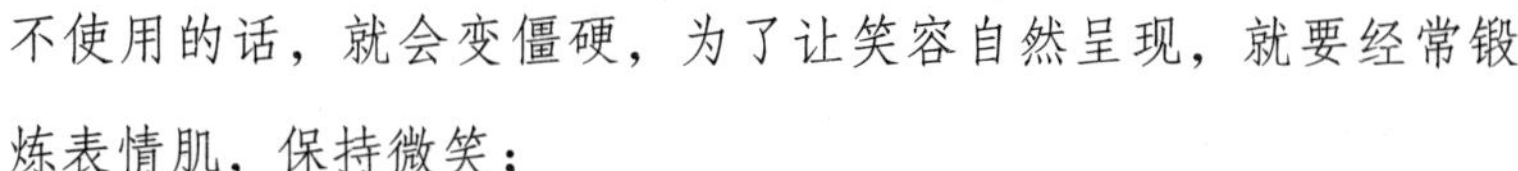

不使用的话，就会变僵硬，为了让笑容自然呈现，就要经常锻炼表情肌，保持微笑；

六、转动颈部：当你朝后看的时候，只通过转动颈部来回头，这样看起来比较有活力；

七、吐光气体：以腹式呼吸将体内的二氧化碳全都排出体外，这样可以吸入新鲜空气；

八、集中精神：为了有效利用时间，工作时要集中精神；

九、自己购买衣服：穿上自己喜欢的衣服就会带来好心情，并能昂首挺胸地走路；

十、测量体重、体温、血压：做好健康管理。

对照这几条看看我自己：

一、少食：一日一餐。

二、食用植物油：零食是花生、豆类。

三、爬楼梯时一步两级：30 岁以前我是一步三级，因此扭伤了腰。我现在上楼时坐电梯，下楼梯时一步两级。

四、快走：如上介绍。

五、时常面带笑容：在患者面前是这样的！还要说好听的话。不过面对工作人员时还没做到。

六、转动颈部：太忙了，没时间回头。

七、吐光气体：在内窥镜检查的事先说明（Orientation）中，要为患者进行演示（Demonstration），因此每天要做好多次深呼吸。

八、集中精神：一周要做 10 件左右的 ERCP（经内镜逆行性胰胆管造影）检查，精神集中得有些过头了。

九、自己购买衣服：从小学六年级至今，我的衣服、西装、领带、内衣以及袜子，都是自己挑选、购买的。

十、测量体重、体温、血压：体重和高中时代几乎一样。腹部脂肪有所增加，腰围稍微变粗了，为了消耗脂肪我一直坚持快速行走。

当然，我并没有要求你们要做到跟我一样，若要推荐的话，我会推荐日野原重明先生的那 10 条。

另外，我建议你们要有自己的爱好。

“老师的爱好是什么？”

观赏电影、欣赏音乐、看书、探访意大利、研究文艺复兴、逛美术馆和博物馆、旅行、看世界遗产（在网上看）、吃美食、驾驶、写稿子和论文、在学会上发表演讲、医生这份工作。

“您什么时候有空做这些事呢？工作也是爱好吗？”

刚列举的并不都是能做到的事，是我感兴趣的事，也包括我想做的事。到了我这个年纪，工作早已成为生活的一部分了。

医生工作繁忙，但若以此为借口的话就什么都做不了了。不能被时间推着走，要有赶超时间的想法。同时，要养成按事情的优先顺序（priority）来分配时间的习惯。就我而言，多样性

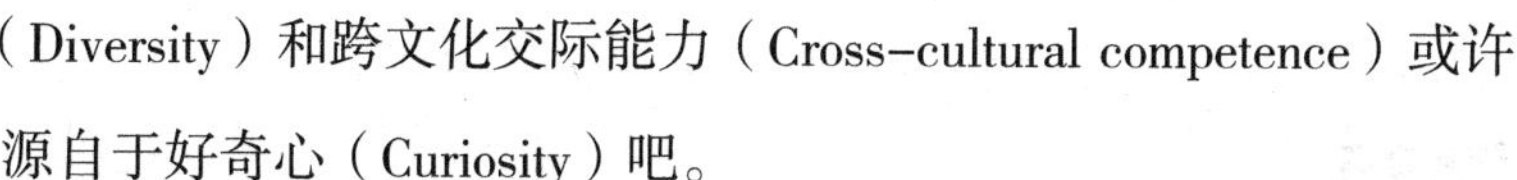

（Diversity）和跨文化交际能力（Cross-cultural competence）或许源自于好奇心（Curiosity）吧。

华特·迪士尼曾经说过，使梦想成真的秘诀可以浓缩成4个C，分别是好奇心（Curiosity）、信心（Confidence）、勇气（Courage），以及一致性（Constancy）。

“我不相信，清楚实现梦想的秘诀的人会有跨不过去的屏障。”

——华特·迪士尼[21]

医院

医院是难以捉摸的庞大生物，而且每家医院的职责和功能各不相同。人的个体差异也很大吧？医院之间的差异来自于医生和护士，也来自于开创者的意志。你们所了解的医院和你们将要就职的医院肯定是不同的。

85 Concierge（门房）

虽然这里是消化内科，但会有各种各样的病人前来就诊。

“是啊，真令我意外。”

在门诊中，消化内科就像是“医院的大门”，因此，我们还兼任了门房（Concierge）的工作。

刚才的患者因“肚子疼”来医院就诊，结果查出来是卵巢囊肿蒂扭转，并做了紧急手术。这位患者是第一次就诊，也不清楚自己哪里不舒服，说“肚子疼”，一般也不会让她去妇科就诊吧？还是来消化内科就诊比较妥当吧？

患者并不是知道自己的病情才来就诊的。他们因“身体不

舒服”来到医院，有时并不清楚自己是哪里不好，该去哪个科就诊。初次就诊时如果感到不知所措，他们首先会来消化内科。这就跟在宴会上一开始不知道该点些什么的时候，首先会点啤酒一样。好像不太一样啊？

“老师，这是冷笑话吗？”

……总之，你不能对患者说这里是消化内科，看不了你的病。无论患者的主诉是什么，你都要好好为其诊查，做出一定的判断，并介绍患者去相关的科室就诊。也就是说，消化内科还兼任了普内科的职责，真的挺要命。

你们看看来我门诊的患者就清楚了，患有消化疾病的患者大约占了2/3，其余还有高血压、脂质代谢异常、糖尿病患者。其实，有相当一部分患者应该由其他科的医生看病的，但很多患者一开始就在我这里就诊，后来就一直找我看病了。渐渐地，患者也就越来越多了。

门诊中消化科的病患是最多的，因此我们消化内科的医生必须要努力。例如，提到“癌症”我们能想到大肠、胃、胰腺、胆管和胆囊、肝脏、食道，这其中消化器官的癌症占了半数之多。再加上主诉卵巢、腹水而来就诊的癌症患者，消化器官的癌症就占了约2/3。

因此，消化内科不仅要按要求诊治患者，还必须兼任甄别病情的职责，介入其他诊疗之中。为了诊断早期癌症，每年还要为其他科的病人做验血、胃镜、B超以及腹部CT、肠镜等检查。

消化内科水准的高低，会使医院的可信度产生很大的变化。

由于消化内科兼有综合诊疗的职责，所以能够提高医院的质量。不过，也不是所有的消化内科医生都这么认为。

患者到大医院或者大学医院来看病，虽然就诊的是单科，但他们会觉得医院应该对其整个身体负责。所以，当在脑外科就诊的病人需要做胃癌手术时，会抱怨“你们为什么没有早点发现我这病呢”。从医生的角度来看，这个申诉有些不讲理，但也是有一定道理的。

86　实习医院的选择方法

你为什么要选择这家医院作为你的实习医院呢?

“因为医院比较新、设备齐全，我觉得在这实习会比较好。”

这或许也没有错，撇开那些在临床实习上做得好的、有名的医院不谈，很多医院在实习上几乎不存在质的差别，这家医院也不例外。那对于实习医生来说，能获得较大收益的医院是什么样的呢?

能让实习医生受益匪浅的是经历的病例数量。即使有好的指导医生，但如果经历的病例数量少的话，就算不得好的实习。即使病例数量再多，若实习医生人数多的话，自己能经手的病例数量也会变少。所以，要选择病例数量多的，且能保证自己可以亲自诊治患者的医院。

 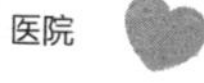

“怎么才能知道这些呢？”

是啊，若是能客观地了解到就好了。你觉得我是怎么知道的？

“……怎么知道的？”

通过门诊就诊的患者人数，年度患者人数了解的。

我们医院每年会增加 5% ~ 10% 的就诊患者。患者对医院的诊断和治疗是很敏感的。若是患者对医院的治疗感到满意，就会再度来就诊，若是不信任，就会跑去别家医院。如果医院让患者感到安心，他也会推荐给熟人。因此，得到患者认可的医院，其就诊人数会逐年增加。也就是说，患者信赖程度和就诊患者的人数是成正比的。

最近，这也成为了一个社会问题。医生辞职，患者对治疗产生不满，都会导致医院病人的流失。因此，通过看医院几年间的患者人数的变化，可以一目了然地看出该医院在当地的知名度和信誉情况。

你去过招聘实习医生的说明会吧？有些医院贴着气派的海报，派发着宣传册，看起来感觉不错。但到医院一看，发现实际上气氛完全不一样。因此，你可以根据医院患者数量的多少、工作人员活力的有无来感受该医院的氛围，从而来选择实习医院。

患者选择的医院。

自己能够放心就诊的医院。

这就是好的医院。

87 Magnet hospital（有吸引力的医院）

在美国，护士把那些工作环境好的、让人想要在此工作的医院称作“Magnet hospital（像磁铁一样具有吸引力的医院）”。诚然，对于医生来说，良好的工作环境同样也是求之不得的。

能够吸引人的医院是什么样的呢?

“薪酬高？”

你想在这样的地方工作啊?

“不，也不是这样啦……”

医疗体系的崩溃导致地区医院陷入了医生不足的状态，尤其是地方上的医院问题更明显。这些医院的薪酬或许有我们的两倍之多，在我曾经工作过的北海道也是如此，一些偏远的镇医院，会支付“高额”的报酬。

但是，说到底打动医生的并不是金钱。即使有人为钱而工作，也不会坚持太长久，大概能维持不到三个月吧。

用薪酬来吸引医生的医院，不能称为“有吸引力的医院”。我曾经在地区医院工作过很长一段时间，所以我很清楚靠一时的吸引是工作不来的。在地区工作，就必须喜欢上这个地区，充分理解在此工作的意义，必须要有充足的工作动力。

吸引护士的医院，必须具备“重视医疗团队，有包容性”

这一要素，也就是“有一定的Status（社会地位），让人觉得自己能成为其中的一员，感到很幸福”。此外，还有福利制度健全、休假方便，并配有育儿设施，若是同时具备了这些条件那就更好了。

当然，不仅对医务工作人员有吸引力，能吸引患者也是好医院的标志。

在日本，这样的医院要数龟田综合医院了吧。我曾经拜访过一次，无论是设施、员工还是理念（Concept）都很完善，相较而言我们医院还差得很远，希望将来有一天能够和他们一较高下。为此，我们必须要努力，让我们的医院变得更好。同时，也必须要把你们这些实习医生培养成更加优秀的医生。

感觉热血沸腾了。

“老师，不用那么热血啊！”

那么，来吧！

资料：守护当班医生健康的医院七则（日本医师协会“当班医生健康支援工程”委员会）

其一，重视医生的休息，认为这既是为了医生也是为了患者着想的医院；

其二，能让所有人面带笑容打招呼或者表达感谢的医院；

其三，能以组织的形式来预防、处理暴力或者不当投诉的医院；

其四，能以组织的形式处理医疗过失的医院；

其五，关心医生，能让其专心诊治病人的医院；

其六，能给予有育儿、看护需求的员工以支持的医院；

其七，努力创造更好的工作环境的医院。

医疗存在的问题点

医疗存在很多的问题，能否解决暂且不提，你首先要做的是认识到这些问题，并在此基础上做自己力所能及的事情。千万不能对意识到的问题视而不见。若是有兴趣，我推荐给你们一本书，你们可以带着问题来探索医疗的发展方向。

《是谁谋杀了日本的医疗？你所不知道的“医疗体系崩溃”之真相》，本田宏（羊泉社）

88　大学教育中的不足之处

在民营医院，有大学医院所缺乏的东西，你觉得是什么？它与我们所能做到的事情之间的差异又是什么？

“是病例数量上的差异吗？”

不仅仅是病例数。

要找大学医院的优越性并不难。大学的教学计划完善、指导教师配置齐全。但是我认为大学也有不足之处，它欠缺了对学生的“心理”教育，没有教学生如何在“思想上”做好当医生的准备。因为这些不是知识，很难纳入教学计划当中。

大学里会教授“医学”“学问”，教学生高层次的医疗知识，也会给予学生实践的机会。但是，我认为比起这些，更重要的是要培养学生的“道德观”，告诉他们“作为一个医生该有的态度”。迄今为止没有人教过我这些，我都是靠自己去摸索的。但是，是不是所有的医生都能靠一己之力，掌握医生应有的正确态度呢？

“做不到。”

你这随意的口吻能不能改一改呢？嗯，也无所谓吧，不过我觉得最好改一下。

“抱歉……”

我认为“心理”的传承也是必不可少的“教育”，因此我愿意花费时间来教导你们。我对你们在情商上的教育和指导，并没有得到谁的赞扬，我的薪水也没有因此而增长。某种意义上来说，这是体现爱他主义（Altruism）的带有志愿性质的工作。我有指导你们实习医生的义务（Duty），其实说到底履行这份职责的是被称作“指导医生”的一介“临床医生”。我们必须将我们所坚信的东西教给你们。

这就是所谓的“一期一会”。

医生和患者的相遇也是“一期一会”。或许换个医生就不会下这样的诊断，或者说无法下诊断；或许别的医生不会做这个手术；或许换那位医生看的话就救不了了；也许遇见不同的医

生会带来不同的结果；等等。

你们遇见了我，我就会希望你们成长为良医，这不是你们的问题，是我自身的问题。“教育”或者“指导”的最初目的并不是促使学生呈一次函数式地成长，而是要呈二次函数或者指数函数式地成长。我们指导医生的职责在于能否给你们这些实习医生创造成长的契机（Initiator 或者 Promotor）。

大学医院有大学医院的优势，民营医院也有民营医院的个性，实习医生可以根据其优势和劣势选择自己的临床实习医院。

89　金太郎糖

最近和实习医生接触，让我产生了一点儿想法。

“什么想法呢？”

我总觉得你们习惯于“被教育”，而想要依靠自己努力的热情和欲望（Hungry）不高。

你自己觉得呢？

“您这么说的话……”

我觉得现在的很多实习医生虽然很有礼貌，对答如流，但是他们习惯于填鸭式的教育（Spoon feeding），乍一看好像是优等生，实际上就像缺乏个性的，都长得一样的金太郎糖（日本的一种糖果，上面印有金太郎的头像）一样。难道就我有这个感觉吗？在我实习的年代，相较而言大家要稍微有激情一点儿。

假设若干年后，你们在门诊时这样对患者进行说明：

“参照治疗指南来看，您目前的状态大概相当于这一级别。5 年以后，并发症的发生率为 X%。为了预防并发症，在这三种治疗方案中您可以选择这一种。也有其他的选择项，你想选哪一种呢？”

作为一名医生，这样的病情说明少了点人情味吧？医疗并不只是在电脑中输入患者的病情信息，然后开出药方而已。

当然就基本的医疗而言，我希望不管谁来诊查都能给予患者相同的治疗，但若是连每个医生的说话方式都一样的话，就太缺乏个性了。因此，我还是希望能够重视对医生个性的培养，希望你们能成为有自己风格的医生。所以，你们不要认为学会基本的东西就够了。

原本治疗指南就是针对大部分患者而设定的、标准的治疗方案。反过来说，我们必须清楚也有不符合治疗指南的患者，也有不能依赖指南，必须特例特治的病例。

你们不能成为依赖知识和凭证的“空有理论”的医生，不要把治疗指南奉为衡量的标准和教条。你们要成为帮助眼前的患者解决苦恼的医生。

比如，来我这里就诊的大多是胰腺癌和胆管癌的患者吧？当然，也有希望进行二次诊断（Second opinion），并且在本院开始接受治疗的患者。这其中，也有被称作“癌症难民”的患者，他们有的因没有治疗方法而无法诊治，也有的被宣告在大学医

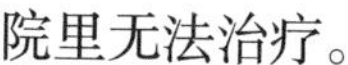

院里无法治疗。

若是该患者有“Fighting spirit（和疾病斗争的意愿）”的话，我会介绍给他们BSC（Best Supportive Care：最佳支持治疗）之外的治疗方案。

在化疗方面，我会推荐吉西他滨（GEM：gemcitabine）和TS-1并用，再配合放射治疗和温热疗法。此外，根据对方需要我还会介绍医保范畴以外的免疫疗法。若是对方感兴趣，经济条件允许的话，我还会推荐质子束治疗方案。

我们通常会让患者从治疗指南中选择一种化疗方式进行治疗，这是基于很久以前的数据而形成的指南，只不过相较于其他药物而言，我们会认为某种药物可以予以优先考虑。但实际上，在对很多患者进行治疗的时候，我们很清楚光靠某一种药物是抑制不住肿瘤的。在治疗指南中没有提到几种化疗药物的并用，但是在很多医院都采用几种药物并用的方案来治疗患者。为什么呢？因为那些医生相信患者有治愈的可能，而不愿意向已有的治疗方案妥协。不想因为胰腺癌难以治愈，我们就放弃治疗。如果自己的亲人得了胰腺癌，你会按照治疗指南上提供的方案来治疗吗？若是我的话，我会给出5项并用的提议，让患者在其中进行选择。

在大学医院里，很多时候会按照治疗指南来给患者推荐治疗方案，有的患者想要寻求其他的治疗方案就找到了我这里。所以，我们不能被治疗指南所束缚，而要探寻更多的治疗可能性。

这不是我一个人的想法，也是以本院质子束治疗、放射治疗部门的不破信和先生为首的放射科医生们的观念，同时也是温热治疗、免疫治疗部门的照沼裕先生的观念。事实上，我们从积累的病例中取得了前所未有的成果，并且已经发表在了学会和论文中。我们医院有很多像这样“不愿意放弃治疗的医生”。因此，我们要以我们的综合实力，超越基于治疗指南的治疗成果。

患者来到我们医院，是想要接受其他医院所不能给予的治疗，并恢复健康。同样地，到我们医院来实习的实习医生，也要带着“不输给其他同学”的精神来参加实习。以后想要放松，到了 40 岁或者 50 岁都可以。但是，过了 30 岁再想要努力的话就太晚了。

我们当年没有临床实习制度，医生之间的纵向关系不是实习医生和指导医生之间的关系，而是前辈和晚辈之间的关系。有的前辈很凶，但即使前辈嫌我们烦，我们也会跟在他们后面讨教。为了让前辈教我们，我们会一力承担所有杂务。当然，其中也有不肯教的前辈，直白地对我们说“想要学东西就自己偷学吧”。这就是当时的教育方式。

有了现在的实习制度以后，“指导医生”就立刻多了起来，负责“教”的指导医生和习惯、满足于“教”的实习医生多了起来。

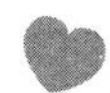

其实客卿才是真正理想的指导方式，但是太费时间，所以指导医生不太愿意使用。我不知道光靠“教”，实习医生能学到多少知识。每天疲于奔命，到家很晚，连看教科书的时间都没有。喝罐啤酒，泡个澡就睡了。早上早起，在早会上打盹儿。实习变成了只是跟在指导医生后面，亦步亦趋。

一天之中，有多少是属于自己的真正的学习时间？是不是认为只要有实践就算是好的实习呢？30分钟也好，1个小时也罢，一定要养成自己脚踏实地学习的习惯。这样坚持数年，养成了习惯以后，一定能切实感受到自己学到了很多东西。

重要的不是短时间的理解，而是持久地学习，要将知识吸收到身体里去，变成自己的东西。当然，知识不是一下子就能理解和吸收的，技术也不是一次就能学会的，反复学习很重要。知道了吗？

“吓我一跳！”

实习医生们，要更加有热情一点儿！

90　三分钟诊疗

今天的患者也很多啊，好累啊。

“您辛苦了。”

即便如此，也不能只花三分钟的时间来诊疗，你们知道的吧？

“是。”

在我们当实习医生的年代，也有三分钟诊疗的说法，但要求的是“首先要用三分钟来询问病情”，实际做到这一点是很难的。

上门诊来的患者在等着我给他们诊治，我带着回报他们的想法为其诊治。通过电子病历搜索过去的病历，确认最后一次检查的时间。分别对验血、胃镜检查、腹部 B 超检查、肠镜检查、腹部 CT 检查的结果进行确认。有时还会拜托相关诊疗科目配合诊查，比如会让眼科检查糖尿病患者有无网膜症，会让循环内科协助诊查，留心诊查中有没有过多或者不足的情况。

若是换作自己，也希望医生能够听自己慢慢讲述，仔细为自己诊疗吧？将这种自己所渴望的诊疗方式应用到患者身上，是作为一个医生的良心。

你们知道“忙”的含义吗？

“具体不是很清楚……”

汉字写作竖心旁加一个亡，也就是失去了心。一旦忙起来，有时候就会丢失从事医疗工作的本心。所以，我们再忙也不能马虎对待工作。在诊治患者的时候，要真诚面对每一位患者，仔细听他们诉说。你的心情是好是坏，患者都能够感受到。患者一直等到下午，他们很疲惫，这时也是我们最疲惫的时候。但是，如果我们仔细地为他们看病的话，他们也会心满意足地向我们道谢而归。

顺带提一下，日语中的“谢谢”源自于佛教的用语“难得”。也就是说针对一些像“It is impossible.It is miracle”这样“不可能”的事情，佛祖会赐予我们慈悲，对此我们要表达谢意。心怀这样一颗感恩的心，我们的观念和行动就会有所改变吧。

在不同的医院工作，会遇到各种类型的医生。其中有不乏优秀的医生，也有工作敷衍、缺乏干劲的医生。这些在门诊能够看得清清楚楚，还有的医生在诊疗过程中拖拖拉拉地磨时间。

我诊疗的速度比较快，所以病人多的时候，护士会跟我说“您看得比较快，这位患者也拜托给您了”，我手头的病历不知不觉间就多了起来。相反，如果慢慢吞吞地诊疗，即使病历堆积起来，也会有人来把病历拿走，帮忙诊治的。这种算计他人的、奸猾的医生迟早会被周围的人发觉，失去信誉。

我是一个不会偷懒的人，所以从生理上就不能接受这种类型的医生。

从这个角度来说，我不喜欢出租车。

“为什么呢？”

因为，出租车司机为了提高计程表的数值，会算计着在下一个路口碰上红灯，而放松油门吧？这是在偷懒。我这么说绝对不是希望他们超速，但正常速度下明明可以通过的路口，司机却放开油门，让车子遇上黄灯停下来，这时我会不由自主地咂嘴。

我因为赶时间才打的车，他们却只知道如何增加营业额。

我的愿望和他们的想法不合拍，所以，我在坐出租的时候，为了避免焦急，会在说目的地之前先对他们说“我赶时间”。这样施加一点儿压力的话，至少他们会按“正常”的速度行驶。

“老师，您这番理论有些牵强。”

是吗？

不过，至少在我们医院不存在偷懒的医生。这里没有他们的容身之地，他们立刻就辞职了。

在日本看病要等 3 个小时，而看病的过程却只有短短的 3 分钟时间。这只是对复诊的患者而言的，是针对那些病情稳定，只要确认一下验血结果，无须更改药方的患者。也就是说，对这样的患者我们会尽量地控制诊疗的时间。

对初次就诊的患者，要做到问诊、诊查、做检查，并就其结果进行病情说明。这样一来，诊查要花去 30 分钟，等待结果至少要花一两个小时。偷懒的医生会在诊查复诊患者时过分地仔细，以此来拖时间。所以，他看不了新病人。患者不希望这样的医生给自己看病吧？你们也不希望由这样的医生来指导吧？

你们实习医生也要有甄别指导医生的能力。

91　女医生和医生不足

在某次演讲会上，一位女医生统计了一份有关“女医生和

医生不足”的数据。据2010年日本厚生劳动省的“医师·牙科医师·药剂师调查”结果显示，女医师所占的比例，在所有医师中不到20%，在29岁以下的医师中占35.8%，在40岁以下的青壮年中占1/3。你们觉得女医生的增加和医生不足的现象有关联吗?

结论是“有关联”。

女医生想要继续工作的话，就必须要直面因怀孕、生产、育儿所导致的空窗期和时间约束等的不利因素（Handicap）。据说生产后没有返回工作岗位的女医生的比例超过了10%。

在《日经medical》2010年1月刊特集的问卷调查(22)中，也有“你认为女医师的增加是导致‘医疗体系崩溃’的原因之一吗”这样的提问，有45.6%的男医师和33.5%的女医师回答“我觉得是的”。

在日本循环器官学会的问卷调查(23)中，也提到了性别差异的问题。

调查显示，感到“对于医生来说，性别的差异会带来有利的或者不利的影响”的女医生比例高达72%。另外，有70%的女医生回答“感到继续做循环内科医生很困难”。

我参加高中毕业30年的同学聚会时，也有相同的体会。我所在的高中是升学学校，整个年级中考上医学系的同学超过了50人，其中有一个女生很优秀，总保持在前10名。她考上了北海道大学的医学系，也当过医生，现在却成了一名家庭主妇，过着幸福的生活。从个人的角度来说这样也不错，但失去了一名优秀的医生，我觉得确实非常的可惜。我建议她等孩子大一点儿以后一定要回到工作岗位上，但她好像从未考虑过复出的事情。

当然，也有在育儿告一段落以后，返回职场的女医生。也有越来越多的医院配备了可以 24 小时放心托管的托儿所。不过，工作环境再好，若是本人没有工作意愿的话，那也无济于事。

值班结束以后，医生往往还要继续第二天的工作，基本上都是 36 小时连续工作。对于女性来说体力上确实吃不消，在外科尤为如此。近来，选择到外科工作的医生越来越少了，据说这也是受了女医生人数增加的影响。

实际上，在我们医院，原本立志当外科医生的女实习医生，最终还是选择去了儿科。我并非要评论其好与坏，也有观点认为产科、儿科、心理内科等诊疗科目更适合女医生。这并非诊疗科目的划分本身存在着问题。外科类的诊疗科目对于男医生来说都有些吃不消，更别说是女医生了。

据说，现在很多医科大学招收的学生中约有半数是女学生。2013 年通过国家医学考试的有 1/3 为女性。或许女生确实更优秀、更认真。仅从成绩来看，女生合格的超过了半数，因此有些大学近来在面试上优待男生，想以此来调整男女比例。

那么，这个问题该如何解决呢？

要想创造出更适合女医生的工作环境，必须采取相应的措施，比如尽量不安排她们值班，或者值班结束后让她们回家休息，不让女医生负责住院病人，只负责门诊病人，等等。但是，仅靠这些措施来改善女医生的工作环境是不现实的，因为这样会增加其他医生的工作量。

因此，想要实现这些对策，就必须增加医生人数。当然，若增加的只是女医生人数的话是无法解决问题的，只有增加男医生的人数才能从根本上解决问题。

你将来也要结婚，也会生孩子吧？

你现在的价值观、你的初心，会随着时间、经历、状况的改变而不断地产生变化。顺其自然也是一种选择。人生不是任何时候都有答案的，你可以自己去寻找你的答案。没道理把别人的价值观强加在自己身上，也没有必要被使命感所束缚，无须为了医疗事业牺牲自己的人生。医生不足的问题不是靠你一个人能够解决的。

要让医疗和自己的生活、自己的人生和谐共存。因此，在你生产、育儿告一段落以后，若是还对医疗事业有热情，希望你再次回到医疗的世界里来。

“老师，您说什么呢？我结婚还早着呢。”

女性能够结婚、怀孕、生产的时期是有限的。虽然没有必要着急，但考虑到从遇见到结婚的时间，还是早一点儿相遇比较好。

“没问题的，父母也让我结婚、事业两不误。”

这样啊。

与其他业种的接触

医生的工作不仅仅是建立在与患者的关系的基础上，还必须要与护士、检验技术人员等医务工作者以及事务员相互协作。此外，还必须要有良好的交际能力，要与制药公司的 MR 就药物的副作用问题进行交流，与内窥镜以及放射设备的制造商等就设备的购入进行交涉。医生与其他业种保持来往是很有难度的事情。

92　MR也是医务工作者

你知道 MR 吧？

“知道，总是在门口等着的人是吧。”

MR（Medical Representative: 医药代表）的主要业务是向医生提供药物的适用信息以及从医生那里收集信息。在不知何时能结束的门诊处，他们会为了跟医生会面，坐在患者后面的位子上，一直默默地等待。当然不能打盹儿，也不能做看书之类的事情，只能专心地等待着医生结束工作的那一刻，然后向医生提供信息。

虽然每个医生有所差异，但会面的时间也就跟一般的诊疗一样3～5分钟。因此，我绝对不会在门诊会见医药代表的。我的门诊结束时间一般为3～4点，他们认真地、规规矩矩地在那等我，为了跟我碰头，搞不好要从上午一直等到下午。所以，我跟他们说，太浪费时间了，请把等待的时间有效地用到其他工作中去。

而且，我在筋疲力尽的时候跟他们会面，他们也会不高兴的吧？既然如此，不如我也好好休息，等恢复精神以后再约在别的地方会面，这样不会浪费时间，对双方都好。

从MR那里获取的药物信息或者副作用信息，有助于医生的诊疗。这样想的话，他们也能成为医疗队伍中的一分子了。他们和我们，在希望患者恢复健康这点上是相同的，要相互鼓励、切磋琢磨。当然，我们也会指出他们的不足之处。

我不仅会教导你们实习医生，也会教育他们。不光是你们，MR或许也觉得我有点强势吧。

“那么，什么样的MR比较好呢？”

好问题，应该是懂得察言观色的MR吧。

在我看起来很忙的时候，只打声招呼，若无其事地说声“下次有时间的时候再碰头”。若是有必须要传达的重要事情，比如最新药物的副作用信息之类的，会拦住我，告诉我“请一定听一下”。像这样细心的、懂得拿捏分寸的MR就是最好的MR。

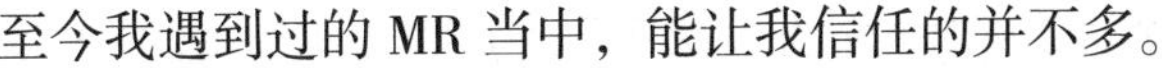

至今我遇到过的 MR 当中，能让我信任的并不多。

在我的个人主页上（卷末有记载），介绍了一些给我留下深刻印象的“现在仍然想念的 MR”的名字，其中也有已退休人士。

不可信赖的 MR 是那种只考虑自己的人。例如，有的 MR 会对我说“医生，这个月我们公司要决算，请您多用些药”，像这样的 MR，我不会再跟他说话。我又不是为了你们公司才用药的，我是为了治疗患者。我认为 MR 不应该把药物看作商品，而应该把药看成救治患者的物品。

在医疗中，药物发挥的作用非常大，所以我希望 MR 在充分认识到这一点的基础上，能和医院、医生维持良好的关系。

我偶尔会用这样的话语来试探 MR。

“对你不抱期待哦。”

这是反话，暗指“对你的能力有充分的估计”。我年轻的时候也被医生前辈说过几次。

我不知不觉就记住了这句话的用法，自己也开始用了起来。

他们的反应很有意思（这样说或许有些失礼）。有照字面意思理解的人，也有不介意的人。有些人抗压能力弱，所以初次见面的时候我不会说这个。随着年龄增长，也变得能够区分有的话对哪些人可以说、对哪些人不能说了。

不过，偶尔也有因此而脱胎换骨的年轻人。对我说的这句话，脸上虽然不表现出来，但带着不服输的劲儿，全力以赴投入工作之中。这样的年轻人有“栽培的价值”。我绝不是刁难他们，真正的精英体内有成长的“萌芽”，我只不过是给予它刺激而已。但当他们做出的成果超出我的预料时，我会感到非常高兴。

从根本上说，医生和 MR 之间不存在利益冲突（Conflict of interest），因此，我认为给他们适当增加一些压力也未尝不可。

Difficulties only come to those who are capable of overcoming them.

最好跟 MR 和睦相处，因为他们会给我们提供很多有用的信息。

“我只跟他们打过招呼而已。”

那是你接触方式的问题，如果你总是抱着认真“听你说话”的态度来跟他们接触的话，他们也会对你说“医生，您知道这个吗？”从而向你提供信息，或者介绍好的论文给你的。

“好像跟他们没什么交集啊，下次挑战一下试试。”

迄今为止，我大概接触过数百名 MR 了，能让我觉得这个人能干，或者这个人对我的医生生涯有益的 MR 并不多。

既然都从事同样的工作，当然想要保持愉快的、互帮互助的关系了。

“您觉得我怎么样？”

好问题，能这样去考虑说明你会自我反省。所以，你将来肯定能成为良医，虽然现在还差得远。若干年后，实现让我刮目相看的大变身吧！

“我会成功吗？”

明天继续努力吧！

93 商务礼仪

医生或许会被商界人士轻视。

医生的专业性很强，所以很多人认为医生会被大家所尊敬。但是医生往往不谙世事，常常会变成受人轻视的对象。而信任一旦失去就再难恢复，不仅在商业界是这样，在医疗界也同样如此。

在某次全国性的学会演讲会上，提到了一台看上去性能不错的医疗器械，于是我在问卷调查上写下了“想要商讨一下购买事宜，请演示一番”，并提交了出去。

但是，一周过去了，两周过去了，该公司没有任何回应。我等得不耐烦了，就主动联系了一下。他们说知道这件事，但总公司不负责处理，需要交由现场的责任人处理。

一般而言，在 400 ~ 500 人参加的大规模的演讲会上，即使让与会人员填写问卷调查，很多人也只是画画“圈”而已，大多数人连“圈”都不画，填写意见建议的人就更有限了。我在问卷上写了“想要商讨购买事宜”的内容，哪怕想要购买的人数很少，我也期待对方能立刻有所回应。若是没有回应的话，只能当成是怠慢，或者是不想出售了。

后来问了一下负责人，据说填写了问卷调查的有 20 ~ 30 人，其中提到购买意向的只有我一人。

若我是那位负责人的话，在学会的第二天就会亲自打电话来预约（Appointment）会面了。因为这是即将发售的商品，想尽一切办法提高销售量才是商人该有的素质吧？但是，负责人却将销售的事情交给了现场。若是对自己公司的产品有信心，想要销售的话应该如何做呢？这个策划的负责人（Project leader）失职了。

营销部门的职责是销售，在充分理解开发制造部门的辛苦的前提下应当努力提高销售额。他们好像对此并不理解，有相当一部分公司的开发部门和营销部门工作不合拍。

“您是怎么知道这些的？”

这是商业书籍上常常会提到的问题。

接到我的电话后，负责人和现场的责任人来跟我致歉，并表示非常希望能向我们演示。说这是全国范围内的首次演示，希望我们能接受他们的诚意。

话说到这分儿上，也不好拒绝了。

通过演示，我们了解了该机种的优越性能。没有经过讨价还价就进入了购买议程，我希望对方尽可能地在价格上展现他们的诚意。

年终的某一天，我收到了责任人的邮件，他说“第二天想要来拜访我”。但是，那天我要出差不在医院，所以我回信道“如

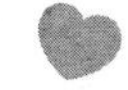

果要来的话，我希望您年初再来”。

到上门拜访的前一天才来联系，工作有这么忙吗？一般情况下应该先给对方提供几个合适的备选时间，确定之后再来拜访。我这样想着下午 3 点给对方回了邮件，到晚上 8 点对方都没有确认的回信，我想我的意思应该传达到了。

结果到了第二天，当我出差结束回到医院以后，听说这位责任人之前一直在等我，我很吃惊。也就是说，他没有看我的邮件。我认为对于营销人员来说，电子邮件和电话一样，是重要的通信手段，每天都必须多次查收，而那天到傍晚为止，这位责任人居然一整天都没有检查邮件。

既然责任人表示“（无论如何）第二天想要拜访”，那也应该打个电话确认一下对方的意向，他似乎连最基本的选择合适的联络工具都做不好。

我有意地回了一封简短的邮件给责任人，说“我给您发了邮件，然而您没看到内容，很遗憾”，暗中斥责他考虑不周，同时也是在试探他能否看透事情的本质。结果他居然只回了一封邮件说“对不起”。

我当然希望他能够电话联系我，至此我完全失去了对他的信任，且已经不可挽回。在下一封邮件中，我将我所认为的邮件和电话对营销人员的重要意义告诉他，以催促其再度考量。于是该责任人第一次给我打了电话，不过为时已晚。

如果买了这样一家公司的器械，若是有什么十万火急的事情需要联系他们，他们能否真诚应对，我表示怀疑。医疗器械购买进来，如何投入使用是个大问题。好不容易买了个新产品，若是很快就坏了那就成了无用之物。而且，若是修理和保养（Maintenance）联系不上，显然也是个麻烦事。

在商品买卖合同签约以前，稳固和客户（Client）之间的信赖关系，是营销人员的必备素质。先后两次破坏这种信赖关系，我们也没有必要冒险购买新公司的新产品了。最终，我放弃了购买这种器械的念头。

年初的时候，项目负责人和责任人再次来访，我向他们传达了放弃购买的想法及其理由。他们表示公司绝对没有放弃，希望能重新进行交涉。但是他们也应该十分清楚，一旦失去信赖，想要再次赢回不是嘴上说说那么简单的。事实上，那以后他们再也没有联系说希望跟我会面。

真正有毅力的人，若是内心确实不想放弃的话，不论多少次都应该坚持来拜访。若能展现出足够的诚意，我应该会被打动。

绝非日本所有的商业人士都这样。被我们这种世人嘴上的"专业白痴"说成这样，不觉得难为情吗？企业若是有走向世界的战略，想要走出日本，拥有国际竞争力的话，望其至少在工作上多些紧迫感。

你们不这么想吗？

"老师，你为什么这么热血呢？"

……幸好你是个医生。

地方医疗的妙趣

在都市的医院里工作和在偏远的地方上从事医疗工作有相似之处，也有很多的不同。在都市的医院里工作紧张而忙碌，同时还要保质保量，医院内部的各部门之间的配合协作也十分频繁。而在地方医疗中，时间较为宽裕，与患者之间有着更为深入和广泛的接触。从某种意义上来说，能够让我们认识到医疗的出发点。你们实习医生若是能像我年轻时候那样，到地方医疗上待一段时期，或许会改变对医疗的看法。

94 General physician（普通内科医生）

在诊所实习得怎么样啊？

"开业医生为广大患者治疗各种疾病，我深深地为之感动。"

你受益匪浅啊。迄今为止的实习教育，都是以大学医院为中心展开的，而在现在的临床实习制度下，即便是将来想成为专科医生的实习医生，也提倡他们到包括急救在内的各科去广泛地参加实习。其成果看来已经展现出来了。

我也曾在北海道的尻利岛从事过偏僻地区的医疗事业，总计担任了四年半的“孤岛医生”。我作为一个医生的基本素养就是在那里习得的，或者更准确一点儿说应该是从患者身上习得、养成的。

从事地方医疗事业，并非单单是到地方上赴任而已，要把自己或者家人看作是该地区的一分子。若是“身在曹营心在汉”，带着临时的、随时走人的想法是干不好工作的。给自己备好了退路就不会认真地工作。

为了地方患者而工作，也是为了自己而工作，若没有这样的想法就不能真正地在地方医疗实习。

诚然，这也不仅限于在地方上实习，不论在哪里工作都要有这样的觉悟。在为平时一直诊治的患者检查时，你不会因为他感冒就让他去呼吸内科就诊吧？

来我门诊就诊的不仅有消化系统的癌症患者，还有炎症性肠病患者、过敏性肠道症候群患者、SOD（Sphincter of odi dysfunction：Oddi 括约肌功能障碍）患者等吧？此外，还包括患有高血压、脂质代谢异常、糖尿病、脑梗死后遗症、深部静脉血栓等的，必须进行紧急处理的各类患者。

为了应对这些患者，必须要不断地学习新知识。辛苦的不只是开业医生。若是想要努力为患者治病的话，不论什么类型的医生都会很繁忙。因此，这是个人心态的问题。你是想要综合地为患者看病，还是强调专业性？是想要划清专科之间的界

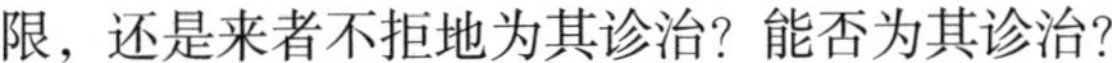
限，还是来者不拒地为其诊治？能否为其诊治？

Up to you！（取决于你自己）

今后在厚生劳动省的主导下，日本将新设以培养高质量家庭医生为目标的，名为综合诊疗的专业医生资格。名称不能决定一切，但还是希望医生们不要再对患者说“不是我的专业，我看不了”，希望有越来越多的医生能够在诊察的基础上，给予患者“最好到这个科去看一下”这样的建议。

在我们这样的大医院，也有必要配备综合诊疗医生。他们能找到患者主诉的原因所在，能通过各种病症以及检查结果下诊断。掌握综合治疗能力，既是为了拯救患者，也是为了提高自己的能力。

诊断自己学习过的病患并不难。给没有诊断结果的患者进行诊断时的应对方式，能看出一个医生真正的实力。培养出能下诊断、能诊治患者的医生是我们的使命，这体现了一家医院的综合实力。

或许，只有在包括急救在内的各种患者都会来就诊的医院，才更能体现出综合诊疗医生的价值和作用。

95　Primary care（初期诊疗·地方医疗）

我们所考虑的 Primary care 有偏远地区医疗的意思，也有的医生把大学的“综合诊疗部”称为 Primary care。日语将其翻译为初期诊疗，确实也可以这么理解，但是对于我们来说地方医疗才是真正的 Primary care。

进一步解释的话，地方医疗包含了以下所有的要素，而大医院的综合诊疗部只符合其中的若干要素。

一、易接近性：Accessibility（时间上、地理上、精神上、经济上）；

二、综合性：Comprehensiveness（所有年龄层、性别，全科医疗，全人医疗，预防活动，家庭医疗）；

三、协调性：Coordination（与专科医生协作、与其他医务人员协作、与行政人员协作、与居民协作）；

四、连续性：Continuity（终身健康记录、以家庭为单位的保健记录、团队医疗）；

五、责任制：Accountability（给予患者及其家属充分的说明，监察系统，医务人员终身教育，经济效益）。

在长野县佐久地区，推进农村医学的若月俊一先生将这一理念做了以下解读[24]。这就是地方医疗，或者说是地方医疗的出发点。

一、要从农村医疗现场寻找课题；

二、要将重点放在疾病防治上；

三、要以浅显易懂的语言向居民解释；

四、不能失去社会观念；

五、在研究中保持运动精神。

并非所有的医生在工作中都要考虑到这些要素，不过你们也清楚，你们课程计划中的地方医疗不过是临时性的吧？哪怕时间很短，若是能像我们当初那样，扎根于地方进行实践的话，对医生人格的培养也是很有益处的。

“我也想试试 Primary care。”

要在你成为老爷爷之前哦！

“是！”

96 Tough negotiator（谈判强手）

若是发生了你无法解决的难题，你会怎么做？

“那我认输。”

若是放弃那就到此为止了啊。

Difficulties only come to those who are capable of overcoming them.

翻译一下看看。

“困难只会降临在能够克服它们的人身上。”

正确！放弃难题的人是意识不到难题所在的。因此，困难不会来找你。我总会遇到很多困难，因为我不擅长放弃和逃避。

前面提到的难题，若是我遇到了的话，回答非常简单。

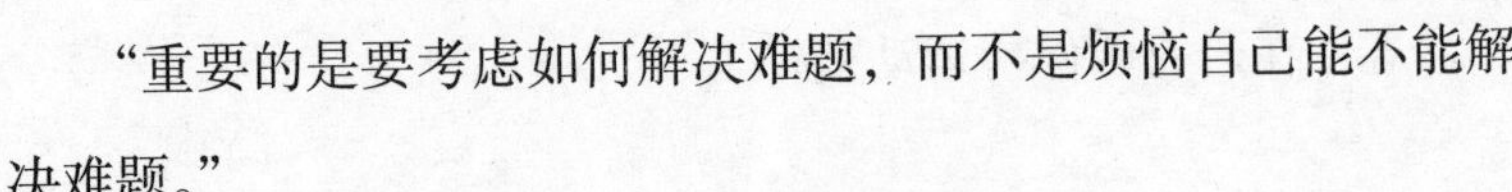

“重要的是要考虑如何解决难题，而不是烦恼自己能不能解决难题。”

或许可以称为“Trail error（尝试错误）”吧。

在我担任利尻岛国保中央医院院长的时候，我 31 岁左右。离岛医疗的一大问题就是无法顺利地使用急救直升机。包括前任院长在内，持续 10 年都在要求改善急救运送体制，但是没有任何改观。

日本宪法第 13 条规定“全体国民都有作为个人而受到尊重的权利。对于谋求生存、自由以及幸福的国民权利，只要不违反公共福利，在立法及其他国政上都必须受到最大的尊重”。

离岛居民的急救运送直接关系到其生命安全。那么，希望得到改善也是宪法所规定的国民权利。因此，我要考虑的是“该如何改善”。

我查询了过去的运送记录，当时只记载了“请求”“札幌发出”“利尻到达”“利尻发出”“札幌到达”等内容，几乎没有有关天气情况、运送负责部门的变更等其他相关数据。于是，在我就任院长以后，我专门配备了一名事务员，负责在急救运送时，按分钟做 Time schedule（时间表）记录。我大约对 20 名急救患者的运送记录做了分析，将其中的问题和课题在学会上进行了发表，并登上了报纸。

我对夜间运送、恶劣天气中的运送、运送负责部门（通常按照北海道警察→陆上自卫队→海上保安厅→航空自卫队的顺

序，变更运送请求）的变更理由以及所需要的时间等进行了分析。

1995年阪神大地震的时候，我惊讶于受灾之重。早上7点看新闻时，我惊讶于天空中数十架直升机在盘旋。而后来当我听说这些直升机未能运送患者时，我更为震惊了。在急救运送的时候，好几个小时都飞不起来的直升机，为什么会在新闻采访时立刻飞起来了呢？其实只要想让直升机飞，就能够飞起来的吧。

要求改善急救运送现状的运动（Campaign）已经持续了10年之久，我一直期待着急救运送体制能有所改变。迄今为止，医生们一直在打感情牌，但是没能改变现状。因此，我开始尝试从理论上推动行政方面的改革。在媒体的协助下，我们最终实现了变革。正所谓“精诚所至、金石为开”吧。

“若不是真正发自肺腑的东西，是无法打动人心的。”

——歌德

结果，北海道将负责急救运送的防灾航空室调到了机场内，并设置了热线（Hot line）。同时还投入了6亿日元，用于购买直升机。那以后只要一个电话就能发出请求运送患者，这在当时具有划时代的意义，急救直升机的时代来临了。

在此之前，曾有过等了6个小时直升机也没能起飞的情况。

实施新体制以后，在请求发出后30分钟以内直升机就会起飞，2个小时便能抵达利尻岛。现如今，急救直升机已经在北海道得以普及，由于一机体制已经没法满足需求，目前正在讨论实施三机体制。

虽未名垂史册，但毫无疑问是我推动了这次变革的产生。我既不为利也不为名，只是牵头为离岛的居民争取必要的权利而已。若是直升机的运送体制能够顺利实施的话，不仅是利尻岛的居民，整个北海道的人们都能从中获益。或许利尻岛也能成为整个日本的试点（Pilot study）。因此，我下定决心要实现它，并向行政部门提出了改善的要求。

置身于地方医疗的人，必须直面地方医疗中存在的问题。这样一来，就要牵涉到政治和行政。我既是一名医生，也是一名从事着政治家工作的谈判强手（Tough negotiator）。

若我心里只想着"我能否做得到"的话，或许这些愿望都无法实现了吧。我认为重要的还是要考虑如何实现它，并且用尽所有手段坚持下去。

日野原重明先生在某次会上说了下面两句话：

"要鼓起勇气、背负风险，付诸行动，坚持不懈。不仅要有勇气，还要付诸行动。"

"法律不更改就无法前行时，捷径就是打破法律，要有这样的勇气哦。"

面对摆在面前的一系列的难题，我们或许无法立刻找到

解决方案。但是，Trail error！或许就能找到突破口（Break through）。

要往前越，越不过去的时候……到时再考虑好了。

学生时代的回忆

20多年前，在我还是医学生的时候，发生过一些事情。这些事情对我的医生人格的形成产生了很大的影响。有时一句话就能促使自己成长，你们有过这样的经历吗？

97 指导医生的话

大学时代，指导医生对我说过的一些话，至今仍被我奉为金玉良言，铭记于心。“对你来说，通过国家考试，成为医生是理所应当的，必须要考上。你不用为考试而烦恼，想一想成为医生以后，那些等着你治病的患者，你就不会把考试想得那么艰难了。”

医学生的第6年，是为第二年的国家考试做准备的一年。从五年级升入最终学年的时候，我一点儿都没有自己已经学到了庞大的医学知识的自信，也丝毫没有能够通过一年以后的国家考试的信心。就在这个时候，指导医生用前面这番温暖的话激励了我。

确实如此，读医学的目的就是为了当上医生。成为医生是为了救治生病的患者，而不是为了通过国家考试。不是该考虑能否通过考试的时候！为了不辜负等待我帮助的患者，通过考试是理所应当的事情！

我不知道我现在所说的话，会对你们产生多大的影响。20年、30年以后，你们可能记不得是谁说过这番话了，但我希望你们能用自己的语言将这些传达给你们的后辈们。

98　自助者天助之

大学时代，我受到了尊敬的循环内科教授（当时）——细田瑳一先生的熏陶。

工作不是为了他人而做的，我们是为了患者，为了自己而工作的。若是拼命努力工作的话，是会有人看在眼里的。

所谓“自助者天助之吧”。

当然工作也不是做给别人看的，重要的是要认真地、不自欺欺人地、竭尽全力地去努力。在这个世上，只要你肯努力总会有人给予你正确的评价。因此，即便受到挫折，你也要继续努力下去。

细田瑳一先生曾经对我们说过，“你们在偏远地区投身医疗事业的时候，或许会感到艰辛。你们要相信自己，坚持努力下去。必定会有人肯定你们的努力”。

我对此深信不疑，一路奋斗过来。而实际上，我也发现仅靠这一点是不行的。现在想来，大概老师早已预料到了吧。

努力，并形成成果，必然会在学会上发表，或者以论文发表，而看到的人就会给出相应的评价，这是理所当然的事。因此，“让努力的结果成形”是非常重要的。你们将来肯定会明白的，现在首先要做的就是努力。

不要去期待谁来发现你的努力，你应该做的是将工作做到不怕别人挑剔的程度。同时，也要努力展现自己的成果。

99　活体检查

大学课上学的内容，我记住的并不多，但有些还是有印象的。

“要尽可能地从患者身上提取所有的样本。”

我想这应该是病理老师教的。尿液、血液、痰、大便、胃液、胆汁、腹水等所有的样本都要提交。检查项目为尿检、尿沉渣检查、验血、生化检查、血培养、痰细胞检查、痰培养、胃液培养、胃酸检查、胆汁细胞检查、胆汁培养、腹水细胞检查、粪便培养等，能想到的所有的检查都要去做。

例如，在做腹水穿刺的时候一定要加上生化检查，也要做细胞检查。这样才能从中判断出是否为癌性腹膜炎。

做 ERCP 检查的时候，一定要做胆汁的细胞检查。前几天的病例，虽然治疗的目标是胆总管结石，但细胞检查诊断为5期（疑为癌症），结果查出来是早期胆囊癌。

若是不做细胞检查的话，一年以后该患者或许会因黄疸而来就诊。那时候说不定癌细胞已经发展到回天乏术的地步了。通过提取样本有可能诊断出意外的疾病，这也是为患者着想。

外科医生在做胆结石、盲肠等手术的时候，也必定会提取病理检查的样本，因为或许能从中发现早期癌症。因此，即便认为是良性疾病，也要提取所有作为病理检查样本的手术样本。

可能你会认为提取活体检查样本是理所当然的，但实际上很多医生并未做到。老师教育我们要彻底地实施，一切都是为了诊断患者的疾病，不可懈怠。

刚刚那位患者的痰液，有没有提取培养检查样本？

“对不起……”

这次算了，下次一定记得要提取哦。

“好的。”

要随时打开你的天线，获取多方信息。比如，若是这个痰液检查查出癌细胞的话，诊断就不是肺炎，而是肺癌了。当然，治疗方法也就完全不一样了吧？即便不是癌症，根据其病原菌的不同，所选择的抗菌药也会有所区别吧？

听说过 Empiric therapy（经验疗法）吗？

从年龄、症状、胸部X光、验血结果推断病原菌，并选择抗生素。当然，为了确定病原菌需要做培养检查，但是等待出结果需要一定的时间。因此，在此之前要根据上述信息，开始基于经验之上的治疗。

顺便说一下，Empiric 这个词好像原本还有“江湖医生”的意思，要注意其使用方法。

综上所述，要尽可能地从患者身上提取所有的样本！

“是！”

昨天是不是接收了一位患有慢性腹泻的患者？是因脑梗死后遗症而在神经内科住院的 76 岁的男性，神经内科医生向我们提出了诊查的请求。

“是的。”

这名患者 1 天 6 次水泻，大约持续了 3 天，伴有 37℃左右的持续低烧。由于腹泻，腹部几乎是空的，平坦而柔软。他因脱水而挂水，似乎没有疼痛感（由于不能说话，本人无法诉说症状）。

腹泻导致脱水状态，当然要输液，考虑到可能有感染，验血、血培养和粪便培养都是必须要做的。由于培养结果不会马上出来，所以最后决定用口服抗生素治疗。

粪便样本拿去化验后，昨天傍晚化验室打来电话，说“可能是蓝氏贾第鞭毛虫”。

兰博基尼的话马上就明白了，这个名字很陌生啊。

“我也不明白。”

因为是很少见的疾病，不过，现在有网络很方便，用 iPad

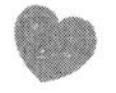

搜索一下就马上明白了。

贾第虫病（Giardiasis）：由蓝氏贾第鞭毛虫（Giardia lamblia）寄生引起的原虫性疾患，是人畜共患的传染病。

这是一位卧床的病人，传染途径不明确，但是只要有了诊断，治疗方案就能定下来了。我马上将结果告知了神经内科的医生，更换了治疗方案。

但是，试想一下，在这个病例中，若一开始没有做粪便培养，而只是投用整肠药和抗生素的话，会怎么样呢？当然没法下诊断，也就没法给予治疗了。活体检查就是如此重要。

“知道了。”

如今不光是活体检查，死后也要做检查。

知道什么是 Ai（Autopsy imaging：解剖成像）吗？

“不知道。”

我原本也不知道，在我还不了解的时候，已经有了很多的动向。

2012 年通过了有关死因探明的法案，推动了死后解剖成像的发展。我们医院于 2012 年 9 月正式成立了 Ai 中心并已投入使用。据说在 6 个月内检查了 151 件病例，死者年龄为 28 ~ 101 岁。其中，有 73% 的死亡是由脑血管疾病或者大血管疾病引起的。这一结果是在前几天的院内讨论会上公布出来的，你参加了吗？

“没有。”

即便参加了也会昏昏欲睡吧。早晨的例会有些事情你们实习医生也要听一听的，好好参加，认真听哦！

“好的。”

下次的例会再打瞌睡，我会打 PHS 把你叫醒的！

“不会的……”

100　Empathy（共鸣）

不用随时随地，但要时常考虑到“患者的内心”，或者说要增加患者在自己心中的分量。你有考虑过吗？

“不，我还没有那个余力去考虑。”

通过某个契机能与患者产生共鸣就好。不考虑患者内心的医生，成不了一名良医。

我来说说我学生时代临床教学（BST：Bed Side Teaching）的事情吧，现在是叫临床学习（BSL：Bed Side Learning）吧？

学生时代我负责过一名白血病患者，她也是一名护士学校的学生。因治病而休学，床边上放着看护类的教科书。至今我仍记得她的名字叫作幸代。我们医学生在排班实习时，轮流照看她。

当时，“病情告知”还不怎么普及，她的主治医生，也就是我实习期间的指导医生没有告诉她病名，虽然已经到了要开始进行化疗的阶段了。而她似乎知道自己的病情，因为她必须在血液内科住院并接受治疗。

一天夜里，我去病房，发现在病房最里面的“非常出口”的绿色灯光下，有人在看书。我有些担心，想要走过去打声招呼，发现是她。已经过了熄灯时间，她睡不着，想借着这微弱的灯光看书。书名是《妈妈，我得了白血病吗？》。看到这个我没能跟她打招呼。我的沉默间接承认了她的病情。

第二天开始，我碰到她显得有些不太自然，而她似乎也并不介意，或许她是在顾及我的感受吧。那以后，带着一点儿歉意，我想着要为她做些什么。

有一次，喜欢猫的她说想看一部名为《子猫物语》的电影。我得到了指导医生的外出许可，决定带她去看电影。恰逢暑假，我选择了她化疗的休药期，订了看电影的计划。我并非对她有恋爱的想法，作为一名医学生，我只是单纯地想为她做些什么，最后，我得出了自己的答案。

夏天天气炎热，她为了尽量多地留下自己的美好，出门时围上了印花大方巾。看了电影，吃了饭，傍晚我们早早地回到了医院。说了些什么话我已经记不清了，但我记得她非常高兴。她高兴也就意味着接受了我的歉意吧，这让我感到非常的充实。

我认为这绝非伪善。为了对自己有个交代，我必须做点儿什么，否则我肯定会后悔。考虑到这一点，我采取了实际行动。

之后，从第二学期开始，我们的教学计划成了应试备考。一周两次考试的间隙，我会抽空去病房看她，确认血液检查的结果，聊5分钟左右再回学校。她很期待参加新年初的成人仪式。

她很早就失去了父亲，与母亲相依为命。生活绝对称不上富裕，但她母亲好像为她准备了盛装。她很高兴地告诉我“之前，我们决定了要穿和服”。

“我希望参加成人仪式时我还能有自己的头发，但已经开始化疗了，估计做不到了。妈妈还为我准备了假发。”

她靠在床上，强颜欢笑地对我说。

圣诞节我去病房看她时，她已经进入无菌病房了。看起来有些疲倦，睡得很沉，我不想吵醒她就退出了病房。她肯定没法参加成人仪式了吧，若是她醒过来聊起成人仪式的话题，我该怎么办？这样一想，我心里略微松了口气，然后我就回去了。

我要参加春天的国家医师考试，因此在宿舍里过了新年。成人仪式的时间临近了，虽然很遗憾她不能参加，但至少我可以送她一个礼物以示祝贺。带着欢迎她步入成年人的队伍的想法，我给她买了耳环。

成人仪式当天，我带着礼物去病房看望她，却发现她不在了。她的床位上躺着其他患者。我找到主治医生，确认了事情经过。

“她前天过世了，当时跟你联系一下就好了。我们征得她母亲的同意做了剖检，发现病灶浸润非常严重，侵蚀了身体。此外，她还患有十二指肠溃疡，并引发了穿孔。她从几天前开始就说腹痛，至少应该为她治疗一下十二指肠溃疡的，真是太可怜了。”

我在学生时代没有经历过“死亡”。因此，她虽然不是我的

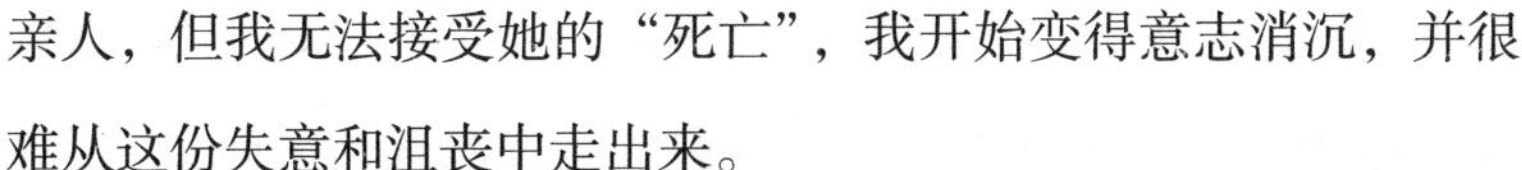

亲人，但我无法接受她的“死亡”，我开始变得意志消沉，并很难从这份失意和沮丧中走出来。

这时，学习会中的伙伴对我说了一句话，这句话救赎了我。

“也不是不理解你的心情，但是，我失去了母亲，你不会比我更悲痛吧？失去亲人会比这更加痛苦。或许会情绪低落，但是你要调整好自己的情绪。”

另一位失去了父亲的伙伴，也对我说了同样的话。在医疗中必须要直面人生的喜怒哀乐，只要有善意，人就能被救赎，是他们让我明白了这些。在同伴面前流泪很不好意思，但是他们包容了我。我还从他们身上懂得了一个道理，那就是医疗不仅仅建立在医学知识之上。

第二天，得到主治医生的许可，我从她的病历上查到了住址和联系方式。我打了一通电话给她母亲，提出了想在她灵前上一炷香的请求。同伴们的鼓励让我意识到了一件事情：只有自己做一个了结，才能够继续前行。

我为自己的突然到访表示了歉意，解释了我作为一个医学生曾参与她的部分治疗过程。她已经被收放在了一个小盒子里，我将准备的礼物——耳环供奉在她灵前。为了成人仪式而准备的盛装，她一次都没有穿过，据说放在了棺木里和她一起火化了。她没能参加成人仪式，也没能成为一个护士活跃在工作岗位上，她带着这些遗憾离开了人世。

她母亲坚持要分赠女儿的遗物给我，我没有相关经验，和

她也并非好友关系，所以拒绝了一次。在她母亲的再三恳请之下，我拿了她书架上的一册平井和正的《幻魔大战》回去。

在和她的接触过程中，我意识到了医疗的起点——Empathy（共鸣）。医生、护士和患者若不是一条心的话，治疗是无法进行下去的。

我至今仍记得她的名字，我想这是因为她向我表露了心迹。她作为一名护士失去了大展拳脚的机会，而我继承了她的些许遗志。不，或许是我内心一直想着不能忘却，必须要继承她的遗志吧。

你们或许没有这样类似的经历，或许将来也不会经历，但在你们年轻的时候，在你们内心还留有一份纯真的时候，你们一定要去探索自己在医疗上的目标。

世上不存在偶然，一切皆为必然。

如此一来，“一期一会”就并非偶遇了，也许仅有的一次相遇是必然的相逢。你们要做好接受这种相遇的心理准备。

这里说的不是街上与你擦肩而过的人，而是我们穿上白大褂时所遇见的每一位患者。你要考虑这种相遇中隐藏着的新的发展和可能性。

师父（后记）

这两年，与其说我是你们的“指导医生”，不如说我是以师父的身份和你们相处的。“师父”是一个谦逊的称呼，你们明白吗？

“嗯，大概明白。”

这个词一般用于教一些了不起的人，比如教导有身份地位的人家的小孩儿，或者在战国时代，教授武士阶层的继承人帝王学术，等等。你们知道为什么说我是你们的师父吗？

“为什么呢？”

因为实习医生很了不起啊，是“实习医生大人”啊。

你们早晚会明白其中含义的，不过，我觉得指导你们很开心。

“能遇见老师您，我们也很荣幸。”

跟你们讲老生常谈的理论，你们是听不进去的吧？你们要了解，还有这样一类医生，他们每天都在竭尽全力地面对患者。

我赞同理想论和概论，但这些实施起来绝非易事。所以，我一直推心置腹地与你们交流，向你们展现我真实的工作状态。可能你们觉得这些都是我应该做的，但并不是所有的医生都能做到。

“是这样的，各科的医生都是很好的医生，但是没有像西野老师您这样的医生。”

在我们那个年代，实习医生被叫作新手（Neu herrn），类似于跑腿的学徒。女实习医生也被叫作 Neu herrn，原本应该叫作 Neu Damen 的，这或许也是日式德语吧。

所以看着现在的你们，你们像纲吉公时代的“犬公方”一样被供奉着，我们要小心翼翼地和你们相处。这是医生不足的时代造成的。

大学刚毕业的实习医生，一下子成了高薪阶层，被周围的人捧为“先生”。作为医生还什么都不会，指导医生要手把手地教你们。这和我们这些“指导医生”当年的境遇不同，医生对此都抱有违和感，或许连医院的员工也感受到了。这种违和感，只有你们自己成为指导医生以后才能体会到。

“宽松时代”的你们，即使踏上了社会还在被周围人宠着，考虑到你们的将来，我不由得感到一丝不安。所以，或许是我多管闲事，但我必须要管，哪怕你们觉得我严厉，或者我讨厌。

但反过来讲，我比任何一个指导医生都要爱护你们，我会费心费力地教导你们，这也是事实。有心的实习医生应该都能感觉得到，你们觉得呢？

“Sure！（当然！）”

你们两年的初期实习已经结束了，但你们还只是刚刚踏上

了医道而已。我教给你们的是身为一个医生一般需要做好的心理准备。现在，你们的心是纯洁的，所以能够接受我所说的话。但同样的话若是对当了5年、10年的医生说的话，他们是不会老老实实听的，因为他们已经形成了自己的观念和风格。

现在这个时期很宝贵，虽然知道这样有些家长作风，但我还是要教育你们。我期待着睡眠效应（Sleeper effect：如果说话者是一个威信低的人，那么他的观点在当时的影响是很低的，但隔了一段时间后，由于听话者忘了说话者，而只记得说话的内容，所以观点本身的影响有了显著的提高）的效果。

“老师，承蒙您关照了。话说，‘医道’是指什么？”

我没说过吗？这是我自己创造的词汇，你念念看。

“idou.”

不对，应该读作“inomichi”，读一遍。

“inomichi.”

再来一次！

“是，inomichi。”

是不是听起来像“生命（inochi）”啊？它是指医学、医术、医疗，与社会、人生息息相关的，医疗世界的生存之道，还有我们必须要守护的宝贵生命。这就是医道。

“原来如此。”

“还能再问一个问题吗？”

嗯，什么问题？

“老师的语言很温和，可以说有些含蓄，或者说有深意。是不是受了谁的影响呢？”

嗯……我是个容易受别人影响的人，所以会受到很多人的影响，比如我的良师阿部先生，还有佐田雅志先生。

“那是谁啊？”

你们这代人或许没听说过。佐田雅志是民俗歌手，也是位创作人，我高中时代经常听他的歌。歌词很棒，措辞细腻、表达新颖。我觉得自己表达不出来，所以就模仿他，虽然连他年轻时的作品都比不上。不过，他在歌曲中倾注的柔情和爱，我觉得自己都有。

到现在为止，我特意没有涉及各科的分论部分。在后期实习中，你们在各自所选的诊疗科，花时间去学习分论吧！

那么，我为什么不涉及分论部分呢？因为分论在一定程度上包含在课程计划中，你们应该可以通过学习和积累来完成目标。而作为一名医生所必须要有的思想准备和态度，并不包含在课程当中，即便想要将这些纳入课程中也难以具体实施，所以，我比较执着于这些方面的教育和指导。

诚然，若是你们想选择在消化内科学习的话，我会负起责任，继续指导你们学习分论部分的内容。届时，我还会传授你们教科书上所没有的秘方，要知道现在的教科书不可能包含所有的知识。

今后你们要学习的东西还有很多，只要你们从事医生这个

职业，想要成为一名良医，就必须终身学习。

今后，在你们面前会出现无数可选的道路，因为医生也有很多种。临床类的各种当班医生，开业医生，基础医学的研究人员，大学教师，保健行政官，产业医生，劳动卫生顾问，保险公司职员，JICA（Japan International Cooperation Agency：日本国际协力机构）派遣员工，风险投资创业家，作家，评论家，自由职业者，等等。

不论选择什么样的道路，希望你们不要离开医生这个行业。医生的职业培养是非常专业的，你们会别人不懂的、做不到的事情。我不希望你们轻易舍弃这个行业。我希望你们能以任何形式继续施展你们的能力。

“世上的道路不止一条，有千千万万条。”

——坂本龙马[25]

有的时候，必须要自己开拓前进的道路，前方等待着你的既有可能是名誉和光荣，也有可能是平凡。不论选择什么样的道路都是你们的自由，但是既然选择了就要负起责任。希望你们不后悔自己的选择。

另外，若你们能感受到我对你们的支持，今后也请将我的这份心意传承给你们的后辈们。

至此，我想要传递给你们的信息，你们都明白了吧？那就是指引你们成为指导医生的路标。今后你们要以自己的教育方式，满怀热情地去指导以后的实习医生！我不仅指导了你们，还告诉了你们成为一个好的指导医生的方法。我所考虑到的还有继你们之后的许许多多年轻的医学生们。

你们出色地完成了两年的初期实习，但你们的医生职业生涯才刚刚开始。在我们眼中，你们还是只雏鸟，我们会疼爱你们。

但是，你们必须一点儿一点儿地成长起来。学问、诊疗技术、学会上的发表、科学的眼光、人格、作为社会人的一般素养等，你们要均衡地发展，哪怕你在某一方面十分优秀，也不能因此而轻视其他方面的培养。

医生绝非圣人君子，但社会往往要求我们成为圣人君子，所以我们要时刻严格要求自己。医学不仅是学问，还是一种礼仪，你们要努力地去学习。

我要传递给大家的最后信息是“可持续性（sustainability）”。

在刚当上医生的实习阶段，医生会拼命地努力，即使前一天值班没能睡觉，第二天也会坚持工作。这样持续5年、10年以后，你会发现，能力增长的同时要做的事情也越来越多，有时甚至忙不过来。

不负责任的人，知道工作上如何讨巧偷懒。但医生大多都是认真负责的人，会硬撑着继续努力，废寝忘食地去工作。这样一来，就会觉得疲惫，有时会怀疑“现在”的自己是不是“真正”的自己。所以有时要学会放松自我，让精神和身体得到充

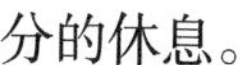

分的休息。

我稍微介绍一下一位我最近认识的医生。实际上我们只在Facebook上交流过，不过即使见面也只能做笔头交流，因为他已经失去了声带。

他既是摇滚乐人，也是位帅气的医生。他一直在坚持与食道癌做斗争，并在接受了自己的命运之后离开了人世。他说他不怨恨自己患了癌症。他享受了自己的人生，有家人的陪伴，受到过很多患者的仰慕，能为了患者鞠躬尽瘁。虽然他只有50多岁，还很年轻，但我觉得他的人生非常充实。他和说过“我的人生没有丝毫后悔”的拉奥（日本漫画《北斗神拳》中的人物）一样，是非常耀眼的人物，并且还出版了著作。

《癌！癌！摇滚金发医生、6次癌症宣告＆6次复活》赤木家康（产学社）

你们也要愉快地享受“丝毫无悔”的人生和医生这份职业。

所谓医生的“可持续性”，是指坚持想要成为良医的理想，不断地去实践，同时要与自己的人生协调发展。我所说的医道，并非是要将我的想法告诉你们，而是帮助你们在数年或者数十年之后，开创出自己全新的医道。

同时，希望你们能将这些告诉你们的后辈们。用你们的语言和内心将教科书所欠缺的“良医之心”传承下去。这样才能提高日本的医德，开创正确的医道。我对你们以及你们这一代年轻的医生们很有信心。

用你们的心一定能让日本的医疗发生变化，我很期待这一天的到来。

那么，初期实习到此结束。进入后期实习，你们将从此真正意义上踏入广博而深邃的医疗世界。

Von voyage!

“谢谢您！”

“故事和隐喻是非常棒的教材，只有与患者的生活以及世界紧密相关，它们才会起到作用。”

——《医生的规则425 医生的心得文集》

福井次矢译（南江堂）

在你所在的地方生根开花

——我漫长的“3·11”—（终章）

我漫长的“3·11”（2011年3月11日）！

这一天是我到关联医院——宫城县岩沼市的综合南东北医院，支援诊疗的日子。

诊疗结束后，我在岩沼站坐上了14点29分的JR（日本铁道公司集团英文名称简写）。

我想在仙台站地下商店街购买完面包之后再返回郡山，所以我打电话预订了10个香芋面包。

我将在5月份芝加哥召开的消化疾病领域学术会议（DDW：Digestive Disease Week）上进行演讲，为此我决定在电车里用iPad听英文会话。

14点46分。

位于仙台南面的长町站的电车刚出发不久就紧急停车了，还伴随着一丝晃动，我们并不知道其中的原因。

但是，电车停下来以后还在“摇晃”！而且是明显不同于行驶时的摇晃！

是往上顶起来的那种晃动，即便坐在座位上也必须抓紧扶手。

此时，我终于反应过来是发生地震了。由于电车在高架线上，所以摇晃得更加明显。缓慢的余震加上间断性的、向上的大幅度摇晃。摇晃一直平息不下来，剧烈而持久。

电车的左侧是新干线的高架，高架上的电线杆也在大幅度地晃动。在来线（日本铁路用语，意指新干线以外的所有铁道路线）的高架地势比较低，所以新干线的高架，晃得看上去像要倒下来了一样。我脑中想起了阪神大地震时高速公路支柱坍塌的情形，不过，在阪神大地震以后，JR 对以新干线为首的所有线路的高架做过加固，我心里对自己说应该不会倒下来吧。

从另一侧的车窗，可以看到街上的电线杆和电线都在摇晃，公寓的窗玻璃远看都能看出已经变形了。我一边眺望，一边惊叹于玻璃即使变形了也不会马上破裂。车停了，人在左右摇晃。

间断性的、剧烈的晃动还在由下而上进行着，感觉有一股强大的力量要把电车抛起来扔到高架下面去。若是电车掉下去，倒着掉下去的话……想象着这样的情形，我采取了抓住行李架和扶手、做好防冲击姿势等应对措施。若是车身损毁就彻底完蛋了，或许还是做好思想准备比较好。

随着电车的剧烈摇晃，车厢内的乘客也发出了惊叫声，大概有二三十位乘客吧，尤其是女性在恐惧面前会失控尖叫。有一位独坐的女性，每当电车摇晃时就会“啊，啊”地尖叫，极度的恐惧让她最终向对面的三位男性提出了坐在一起的要求。

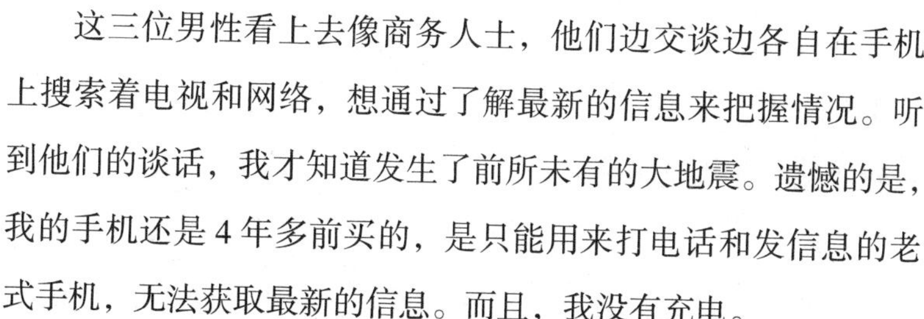

这三位男性看上去像商务人士，他们边交谈边各自在手机上搜索着电视和网络，想通过了解最新的信息来把握情况。听到他们的谈话，我才知道发生了前所未有的大地震。遗憾的是，我的手机还是4年多前买的，是只能用来打电话和发信息的老式手机，无法获取最新的信息。而且，我没有充电。

电车内很快就停电了，很长一段时间内没有任何情况说明。在持续不断的余震中，电车内只有夹杂着不安的交谈声和时不时发出的惊叫声。

我给妻子发了几次信息，但是都没能联系上。手机还剩一半的电量，由于平时都会随身携带充电器，所以觉得能随时充电很放心。然而此刻，没有电源就充不了电，我没想到会发生这样的紧急情况。

有时，乘务员会空泛地汇报一下说“正在向总部询问”。

乘务员提议大家下车是在下午的15点50分左右，距离地震发生已经过了大约1个小时。后来得知若这趟电车跑的是沿海路线，那这个时间早就被海啸卷走了。

我们的电车在长町站往北100米左右的地方。若当时乘坐的是新干线的话，在没有车站的地方，即使能从高架上下到地面上来，也得步行相当长的距离。若是没有正确的引导，可能连下车都做不到吧。即便下车了，要移动到最近的车站也要吃些苦头。

老年人、孩子、女士下车以后，男士也下了车。下车的引导并没有特别混乱，我下车时乘务员帮我拎着包，下车以后递给了我。下车的地方不是月台，而是铁道。下来以后，我发现铁轨居然处在较高的位置上。

长町站的大厅里，散落着从天花板上掉下来的零件，楼梯上到处都是瓷砖的碎片。从车站出来时，周遭还处于停电状态，没有交通灯，路上只有少量的车在行驶。没有交警，车子互相谦让着通过十字路口。从长町站到仙台约有 3.5 公里路程，坐电车只要 7 分钟，而步行却要花不少时间。

白天晴朗的天空，渐渐布满了厚厚的云层，从车站步行出发的时候已经变得非常冷了。天上下起雪来，雪势渐大，不久就演变成了从北边吹来的狂风暴雪，感觉整个人都要被风刮倒了。气候的变化是地震的绝技，我面向仙台站的北方前行，胸前像雾凇一样雪白，而后背却是干的。

在自卫队的松岛基地，海啸毁去了大部分的飞机和直升机。之后听说，这些飞机之所以没能参加避难救助，是因为地震前后天气的急剧恶化导致视野变差。当然，我并不是在论他们的对错，也没有要指责他们的意思，不能用直升机参加救援，他们自身才是最懊悔的吧。

两侧的人行道都挤满了人，往南走的人更多些。被关在电车里的我们有“1 个小时的空白”，对其他人来说地震已经过去了1个多小时。感觉我们好像浦岛太郎（日本古代传说中的人物）一样，比其他人“迟 1 个小时”才知道发生了什么。

很多人离开了工作单位，行走在回家的路上。人行道两边，建筑的窗玻璃都破了，门也掉了下来，到处都是坍塌、开裂的墙壁和破裂的水管，我再次深切地感受到了地震的可怕。破碎的橱窗玻璃大部分已经被扫拢到了一起。

接近仙台站的时候，我看到一栋楼房的墙壁坍塌了下来，掉落的墙壁就在我们的上方，若是有人在它下面行走的话，肯定当场死亡。周围没有血迹，大概没有压到人吧。旁边带屋顶的公交车站，被掉下来的一部分墙壁压扁了。虽说是一部分，那也是面积大约有2张榻榻米大小的厚度约为15厘米的水泥块，其破坏力难以估量。

到达仙台站的时候，地震已经过去了大约2个小时。雪停了，天空被厚厚的云层遮盖着，时间到了傍晚的5点，天已经暗了下来。但是，街上没有灯光，部分亮着的电灯大概用的是太阳能电池吧。

我还能回到郡山吗？看着眼前步行回家的人流，很显然那是不可能的了。

首先我得考虑今晚的容身之处，不过真的好冷，待在外面的话感觉会被冻死的。时节快到春季，天气已经转暖，早上离开郡山的时候，还在为该穿薄毛衣还是夹克而烦恼，幸运的是我最后选择了冬季穿的皮夹克和围巾。

街上全部停电了，想要找一家能够取暖的店，却发现所有的店都关门了。由于地震受灾，仙台站全都关闭了，想要到仙台站里避避寒的期待也落空了。当然，地下商店街也全被封锁了，面包店应该也关门了。我还没付面包的订金，感觉有些不好意思，于是打了个电话到店里，当然不可能接通。此刻也不是操心预订的面包该如何处理的时候，事后面包店应该也不会为此而抱怨，还是把预约的事情忘了吧。

后来了解到，仙台站内发生了天花板崩塌、停下来的新干线脱轨等状况。当时，我觉得即便 JR 不行，或许还能通过其他交通手段从仙台回到郡山，于是心里带着一丝期待走到了仙台站，结果连这点期待也被彻底粉碎了。车站附近的 Motor pool（车辆调配所）中，公交和出租都不见了踪影。

天渐渐暗了下来，我该怎么办呢？

长途巴士怎么样呢？

我来到巴士公司，发现候车室挤满了人。办公室有关于巴士运行情况的说明，但也只是在不断地重复"没有运行计划"。这个说明会让人觉得或许会有临时班车运行。而实际上，当时高速公路受灾严重，必须要实施应急处理。若是一开始就告诉人们高速公路已经封闭就好了。

候车室内拥挤得连站立的地方都没有了，要去厕所得扒开人群挤过去，要花上 1 分多钟才能到达门口。大楼一楼的入口处是玻璃门，若是关上的话，余震可能会导致门无法打开，所以是开放的状态。也就是说虽然能挡风，但是温度与外面无异，抵挡不住寒冷。站立时间一长，寒气冻麻了脚趾头，我很担心

自己站着会患上经济舱综合征。

这样下去或许会被冻死。年轻健康的我，在这种状态下考虑到了“死亡”。我不能死，为了家人我也得想办法活着回去。

我想法设法在其他地方熬过了一夜，实际上也有人在这里过了一夜吧。也应该有人在无法避风的楼顶度过了一夜吧。也有人遭遇了海啸，得以逃生后在冰冷的水里忍耐了一夜吧。或许，也有没能迎来第二天太阳的人。

若是平时的话，在家里取暖不会想那么多，大概只会觉得这是个“普通的寒冷之夜”。虽然已经快到春天了，但这一天却格外寒冷。对于习惯寒冷的东北地区的我们来说，那都是刺骨的寒冷。

在候车室，我从人们的交谈中得知了一些信息，“所有的店都不营业了”“宾馆也不接受入住了”等。没有任何可以依赖的人，只有靠自己度过这一夜。但是，不能在这里过，当然也不能像流浪汉一样在外过一夜，因为没有生命保障。

不需要床和浴室，但必须要找到能够遮风避雨的地方，即便不能取暖，也要能避寒。我想要给仙台认识的人打电话，却发现虽然每年都寄贺年卡，但是几乎没有存过对方的手机号。

然而不管怎样，都不能在候车室过夜。我要换地方，要找到能够过夜的地方。

不能住宾馆，能不能在宾馆大厅过夜呢？

在到达仙台站前，我路过了位于车站南面的 metropolitan 宾馆。由于停电，住宿的客人们都在大厅和大门处等待，很多人把房间里的毛毯带了出来。天已经黑了，宾馆里仅用了应急电源，基本跟外面差不多黑。我到宾馆的前台问询，说除了房客之外的人也可以在大厅休息，我决定恭敬不如从命。在天明之前总算是找到了避寒之处。房客们将房间的毛毯带出来，躺了下来。这时已经到了 20 点左右。

人们开始分析地震的情况，独自一人来的人开始进行自我介绍。我身旁有两位，一位是出差归来的人，一位是在东北大学的实验室遭受地震之灾的人。

不到 1 个小时的时间大厅又再次骚动起来。宾馆的工作人员催促大家离开大厅，由于漏水我们无法再继续逗留在大厅里了。可离开大厅又该去往何处呢？

metropolitan 宾馆是 JR 旗下的住宿设施。JR 会开放所管辖的地下商店街，希望我们能去那里过夜。按照老年人、孩子、妇女的顺序，我们被领到了地下。

到地下每人发了一个纸箱，用来铺在地上休息。也就是说要像流浪汉一样在这里过一夜了。之后才得知这已经是非常幸运的事了，而当时我还在一个劲地劝说自己：再怎么哀叹自己的遭遇也没有办法，只能接受现实。

两条地下街的通道上排了约有百米长的队伍，至少有 400 ~ 500 人在这里过夜。很多人在纸箱铺开不到半张席的空间里，抱着膝、蜷缩着躺下休息。

22点左右，发放了宾馆的应急配餐。据说给这么多人配餐还是头一次，有面包和饼干，还有饭团和瓶装茶。虽然目前躲避了风雨、铺了纸箱，但还是寒冷刺骨，冰冷的地面透过纸箱夺取了人们身上的体温。

休息到一半我去了趟厕所，男厕所虽然稍等片刻就能进去，但是没有水没法冲洗。小便池有很多人排队，我去了大便的地方，却发现污物就那么漂浮着，纸不能扔进便池，纸篓里的废纸都要溢出来了。而女厕所门前排起了长长的队，这时或许应该考虑将男厕所也面向女性开放。同时，生命线上的水不仅要考虑到“饮用”，还有必要考虑到“冲洗”。

在只聚集了一晚的避难者集中营中，没有出现什么大问题，也没有人抱不平。但若是这样的生活要持续较长时间的话，就必须要有生活规范、责任分担以及领导者了。

总算是熬过了一晚，想要跟家人取得联系，却发现还是打不通电话。试着发信息，怎么都发送不成功，反复尝试多次以后，终于发送成功了。回过来的短信中提到，家人在避难的体育馆过夜，家里乱七八糟、无法收拾，玻璃和餐具碎了一地，很危险。

我在这里将就一晚，明天再考虑能做些什么吧。

若是普通人的话，这种状态下应该会睡不着吧，我不管在哪里，只要躺下来5分钟之内就睡着了。我精神上很疲累，等到醒过来已经是早上了。

早上我被派发晨报号外的声音吵醒了。上面报道了地震的

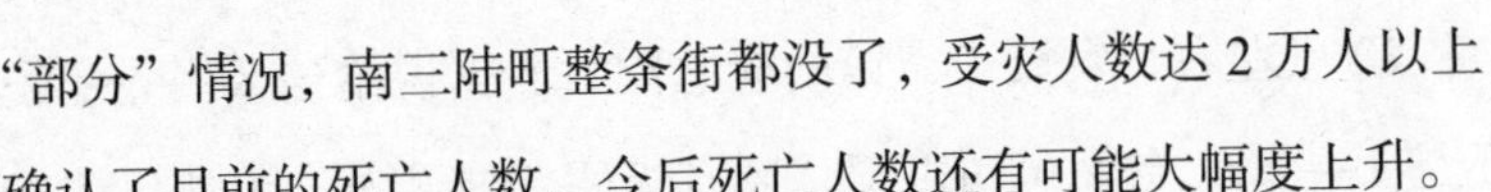

“部分”情况，南三陆町整条街都没了，受灾人数达 2 万人以上，确认了目前的死亡人数，今后死亡人数还有可能大幅度上升。

刚过 7 点时，宾馆的工作人员说应急电源所需的重油已经快要用尽了，催促我们在电源切断之前离开此处，并且在出口处派发避难场所的指南和地图。只存在了一晚的避难所解散了。

地震第二天的早晨，与前一天截然不同，是个大晴天，但是依然很冷。

我决定首先前往仙台站，电车再次运行还是没有着落，长途巴士也是同样的情况，车站附近的出租和公交也都没有运行。

那该怎么办呢？

我给调动到仙台工作的 MR 先生打了个电话，在郡山工作时他是一位认真可靠的同事，我们的关系跟朋友一样，所以我手机里有他的电话。打了几次以后电话通了！

他也受灾了，不过平安无事。我决定让他开车来接我，他居住的公寓受了灾，据说他在停车场的车里过了一夜。

之后，怎么做呢？

首先设定想要回郡山的目标，但是由于新干线和高速公路都封锁了，所以回去不是那么容易的。于是，我决定让他带我去昨天之前我一直在支援诊疗的岩沼的医院。医院距离仙台约 16.5 公里，坐电车的话要 30 分钟左右，开车 40 分钟能到达。我觉得到了医院应该就有办法了。

到达医院以后，我向朋友道谢，然后就分手了。此时，还不到10点。

万幸的是，岩沼的医院几乎没有受到地震的影响，但位置离海岸比较近的周边地区似乎受到了海啸的波及。昨天很多受到海啸影响而被冻伤的低体温病人，都被搬到医院里来了。

我对院长说，我想回郡山，但是可能无法马上回去，希望能暂时在此叨扰一下。然后经理告诉我“有人马上会开车回郡山，不知道出发了没有”。

实际上，前一天也有外科医生从郡山过来，参加支援诊疗，由于无论如何今天都要回去，所以向医院借了车，做好了返回的准备。我去寻找了一下，发现还没出发，于是我就跟着一起回郡山了。若是我晚到个5 ~ 10分钟，或许车子已经出发了吧，总算勉强赶上了。

10点半离开岩沼，途经福岛，向郡山出发。上行线路通行顺畅，但是下行线路堵塞了好几公里。半路上我给医院打了个电话，报了个平安，并告知无法上今日周六的门诊了。幸运的是，受到地震的影响，医院以恢复现状为第一要务，听说今日除了急救之外都休诊了，我可以安心了。12点20分左右，我平安抵达了郡山，全程都是这位外科医生驾驶的。

到达医院，我很清楚，这不是结束，一切才刚刚开始。

我以为自己要死了。

不是地震，也不是海啸，是那彻骨的寒冷，搞不好我或许会被冻死。

也并非因为无家可归的那一晚特别辛苦。当我在电车中摇晃的时候，大海啸夺去了很多人的生命，夺去了很多人的房子、财产以及回忆，给住在东北沿海的人们造成了心理创伤。在我觉得自己过得很辛苦的时候，有很多人不得不忍受着更严峻的寒冷和更艰苦的条件。而我在这些时候却没有办法去帮助他们，我内心深处至今仍然沉淀着这份罪恶感。

这大概是没有受过灾害的人无法体会的情感吧，也无须得到他人的理解。这份难以排解的沉重的心情一直挥散不去，我觉得作为一个受灾者，我有义务将我所经历的记录下来。

然而，追溯记忆的过程中，也会联想起自己经历之外的悲惨情况，内心的沉重让我的手在键盘上犹豫起来。但我觉得这是促使自己鼓起勇气前行所必须要跨越的考验。一年后，我终于能够将自己内心的伤痕记录下来了。

我的经历和情感，跟其他众多的受害者相比是微不足道的。就仿佛发生在自己身上一样，一想到他们内心深处的伤痕，我就会感到无比的悲伤和遗憾。

对于我们来说，这不是过去的经历。虽然地震已经过去很久了，但现在仍然像刚发生一样让人感到痛苦。

现在我们正遭受风评被害（由于不存在的原因或结果导致的经济损失）。

很多医生离开了福岛，原本就是医生不足的地区，更加雪上加霜。我们如果离开的话，当地居民就走投无路了吧。去医

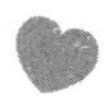

院却没有医生给看病，大城市、大医院和偏远地区也没有区别了。医生的离开，导致留下的医生的工作量呈两倍、三倍地增长。近来，各地频繁出现“逃散型”的退职现象。地震以后，医生的数量在一点点地减少，导致剩下的医生的工作量增加了，留下的医生以此为由，出现了集体辞职的现象。

考虑到我们诊疗科的体制，我自身也想辞职。但是，福岛有200万的居民，我不干谁来干。从自治医大毕业后，我在北海道经历过“孤岛医生”，我作为一名综合诊疗医生一直努力到现在，不就是为了在此刻能发挥作用吗？是的，我准备在这里干一辈子。

上天肯定是要我为了福岛的人们而努力，才让我经历了这些，才让我不断地积累着从医的经验。是的，我要为了福岛的人们而努力。

Bloom where God planted you.（在你所在的地方生根开花）

“发生的任何事情，只要你积极向前看那就是机遇，若是往后退缩那就成了危机。问题产生了，其本身并不是问题，如何考虑才是真正的问题。”

——福岛正伸（创业中心代表）

（注）文中出现的患者名字都是化名。

引用文献／网站

（1）ルソー『エミール』（岩波書店）

（2）ヒポクラテス『古い医術について　他八編』（岩波書店）

（3）鈴木信行「患者が考える医療者への期待を考える」（患医ねっと「第9回医療を語る会」概要レポート）http://www.kan-i.net/iryou9.html

（4）「医の倫理綱領」（日本医師会ホームページ）http://www.med.or.jp/doctor/member/000967.html

（5）ユリウス・カエサル『ガリア戦記』

（6）ホセ・ルイス・ゴンザレスーバラド『マザー・テレサ　愛と祈りのことば』（PHP研究所）

（7）貝原益軒『養生訓』（古今名言集）http://www.kokin.rr-livelife.net/

（8）国立国語研究所『「病院の言葉」を分りやすくする提

 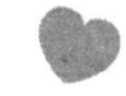

案』http://www.ninjal.ac.jp/byoin/

（9）ささえあい医療人権センターCOML「医者にかかる10箇条—あなたが“いのちの主人公・からだの責任者”」http://www.coml.gr.jp/shoseki–hanbai/10kajo.html

（10）「患者の権利に関するWMAリスボン宣言」（日本医師会ホームページ）http://www.med.or.jp/jma_infoactivity/jma_activity/000503.html

（11）「医師であり・患者であり、二十九歳独身の一人の人間として」http://bit.ly/1h30g8k

（12）「最高の医療」『文藝春秋』2007年10月号特集（文藝春秋）

（13）ナポレオン・ヒル『思考は現実化する』（きこ書房）

（14）ナイチンゲール『ナイチンゲール言葉集—看護への遺産』（現代社）

（15）「私の新医師宣言」“もはやヒポクラテスではいられない”二十一世紀新医師宣言プロジェクト http://www.ishisengen.net/

（16）塩谷信幸「アンチエイジングブログ！」http://shioya–antiaging.exblog.jp/8214259

（17）綾野まさる『マザー・テレサ　—ほんとうの愛』（ハート出版）

（18）中野孝次『ローマの哲人　セネカの言葉』（岩波

書店）

（19）柏木哲夫『ベッドサイドのユーモア学　命を癒すもう一つのクスリ』（メディカ出版）

（20）日野原重明「百歳で現役『健康心得』10ヵ条」、「最高の医療」『文藝春秋』2007 年 10 月号特集（文藝春秋社）

（21）ウォルト・ディズニー『ウォルト・ディズニー　夢をかなえる 100 の言葉』（ぴあ）

（22）特集「女医は医療を救えるか?」『日経メディカル』2010 年 1 月号（日経 BP 社）

（23）日本循環器学会の会員である女性医師を対象に実施したアンケート調査 / 第 76 回日本日本循環器学会（JCS2012）

（24）松島松翠「若月俊一と農村医学ーその理念と方法をどう受けついでいくかー」『農村医療の原点 V—地域医療の未来に向けてー』2008 年

（25）司馬遼太郎『竜馬がゆく』（文藝春秋）

参考文献 / 网站

クリフトン・K・ミーダー / 福井次矢訳『ドクターズルール 425 医師の心得集』（南江堂）

田村康二『五感で診るコツ　診察の型と技は進化する』（金原出版）

アーサー・ブロック『マーフィーの法則ー現代アメリカ

の知性』(ASCII)

鈴木義幸『コーチングが人を活かす』(ディスカヴァー・トゥエンティワン)

吉松和哉『精神科医療が目指すもの——変転と不易の五〇年』(中山書店)

村上春樹『IQ84 BOOK2』(新潮社)

パキラハウス『ちょっとしたもののいい方』(講談社)

本田孝好『ALONE TOGETHER』(双葉社)

上田比呂志『ディズニーと三越で学んできた　日本人にしかできない「気づかい」の習慣』(クロスメディア・パブリッシング)

南雲吉則『空腹が人を健康にする』(サンマーク出版)

塩野七生『ルネッサンスとは何であったのか』(新潮社)

「ドクター日野原重明の100の幸せ」『月刊美術』2012年9月号(実業之日本社)

『笑いの力　その医学的効果を探る』バイエルブックレットシリーズ34

ノーマン・カズンズ『ヘッド・ファースト』(春秋社)

渡辺淳一『白き手の報復』(ポプラ社)

ノーマン・カズンズ『私は自力で心臓病を治した』(角川書店)

Rita Charon『ナラティブ・メディースン—物語能力が医療

を変える』(医学書院)

トリシャグリーンハルほか『ナラティブ・ベイスト・メディスン—臨床における物語りと対話』(金剛出版)

バーバラ・フレデリクソン『ポジティブな人だけがうまくいく　3 : 1の法則』(日本実業出版社)

アラン・ビーズ、バーバラ・ビーズ『話を聞かない男、地図が読めない女』(主婦の友社)

山田貴敏『Dr. コトー診療所』(小学館)

渡辺和子『置かれた場所で咲きなさい』(幻冬舎)

本人开设并公开以下网页，有兴趣的人敬请浏览。

西野徳之ホームページ　http://www.tim.hi-ho.ne.jp/nishinon/

Facebook『気づきの医療』https://ja-jp.facebook.com/KIZUKI-NOIRYOU

该网页有最新病例的腹部单纯 X 光片，并配有图像诊断的解说。在该网页上提问、追加图片资料和讨论，都在非公开的『気づきの医療』内进行。有希望加入的请联系并登录。

Facebook『内視鏡の女神』https://ja-jp.facebook.com/Venusof

Endoscopy

该网页介绍了一些通过观察可诊断的病例。

YouTube『Oriented Endoscopy—苦痛のない内視鏡—』http://bit.ly/1fvAg6T

“服务的细节”系列

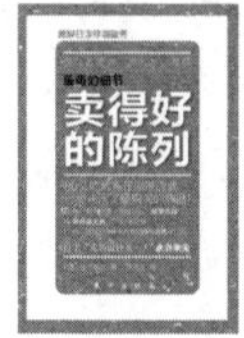

《卖得好的陈列》：日本“卖场设计第一人”永岛幸夫

定价：26.00 元

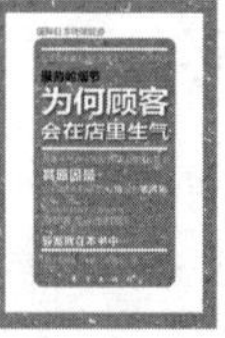

《为何顾客会在店里生气》：家电卖场销售人员必读

定价：26.00 元

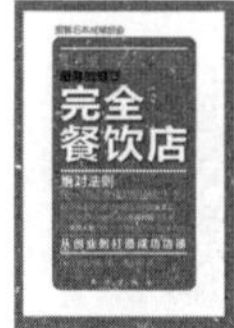

《完全餐饮店》：一本旨在长期适用的餐饮店经营实务书

定价：32.00 元

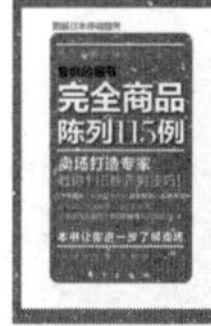

《完全商品陈列 115 例》：畅销的陈列就是将消费心理可视化

定价：30.00 元

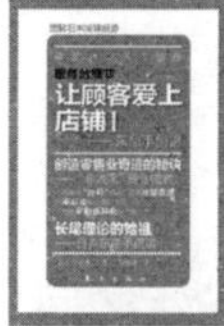

《让顾客爱上店铺 1——东急手创馆》：零售业的非一般热销秘诀

定价：29.00 元

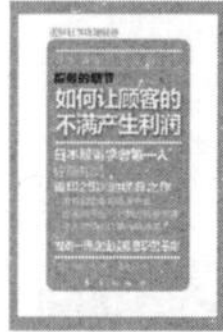

《如何让顾客的不满产生利润》：重印 25 次之多的服务学经典著作

定价：29.00 元

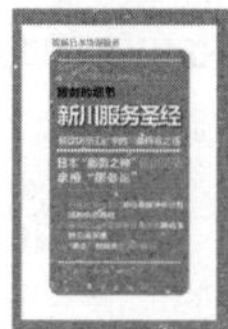

《新川服务圣经——餐饮店员工必学的 52 条待客之道》：日本“服务之神”新川义弘亲授服务论

定价：23.00 元

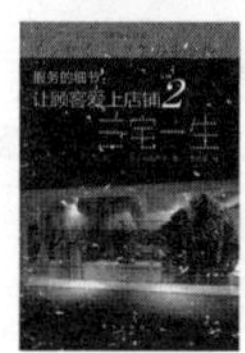

《让顾客爱上店铺 2——三宅一生》：日本最著名奢侈品品牌、时尚设计与商业活动完美平衡的典范

定价：28.00 元

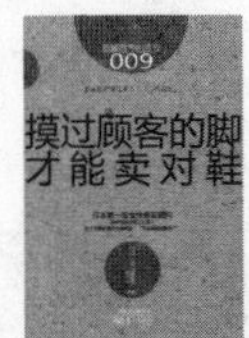

《摸过顾客的脚才能卖对鞋》：你所不知道的服务技巧，鞋子卖场销售的第一本书

定价：22.00 元

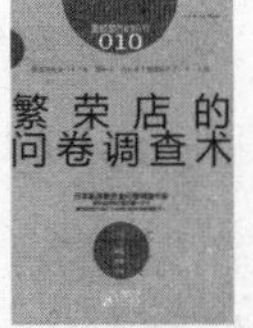

《繁荣店的问卷调查术》：成就服务业旺铺的问卷调查术

定价：26.00 元

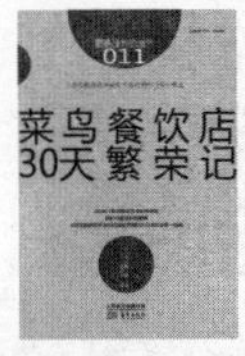

《菜鸟餐饮店 30 天繁荣记》：帮助无数经营不善的店铺起死回生的日本餐饮第一顾问

定价：28.00 元

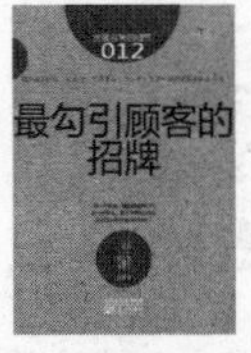

《最勾引顾客的招牌》：成功的招牌是最好的营销，好招牌分分钟替你召顾客!

定价：36.00 元

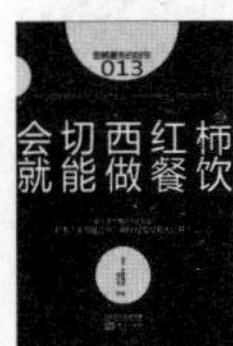

《会切西红柿，就能做餐饮》：没有比餐饮更好做的卖卖！ 饭店经营的“用户体验学”。

定价：28.00 元

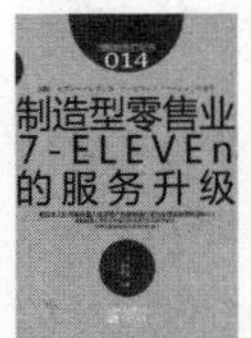

《制造型零售业——7-ELEVEn 的服务升级》：看日本人如何将美国人经营破产的便利店打造为全球连锁便利店 NO.1！

定价：38.00 元

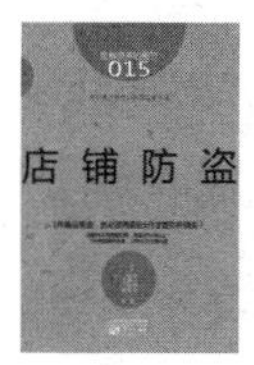

《店铺防盗》：7 大步骤消灭外盗，11 种方法杜绝内盗，最强大店铺防盗书！

定价：28.00 元

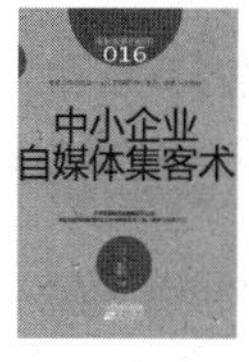

《中小企业自媒体集客术》：教你玩转拉动型销售的 7 大自媒体集客工具，让顾客主动找上门！

定价：36.00 元

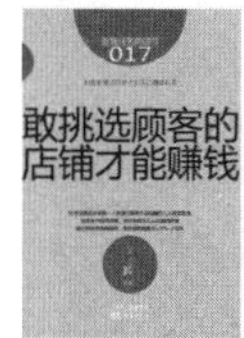

《敢挑选顾客的店铺才能赚钱》：日本店铺招牌设计第一人亲授打造各行业旺铺的真实成功案例

定价：32.00 元

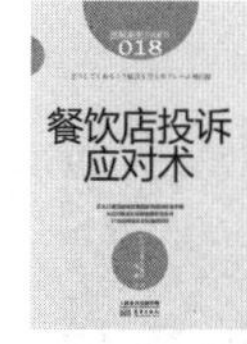

《餐饮店投诉应对术》：日本 23 家顶级餐饮集团投诉应对标准手册，迄今为止最全面最权威最专业的餐饮业投诉应对书。

定价：28.00 元

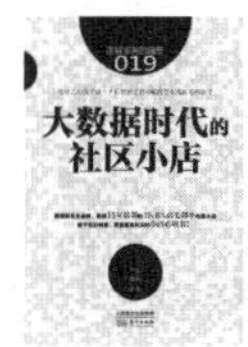

《大数据时代的社区小店》：大数据的小店实践先驱者、海尔电器的日本教练传授小店经营的数据之道

定价：28.00 元

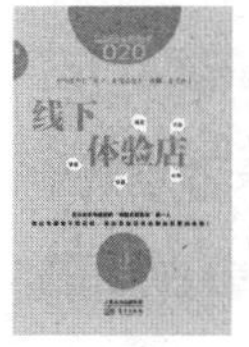

《线下体验店》：日本 “体验式销售法”第一人教你如何赋予 O2O 最完美的着地！

定价：32.00 元

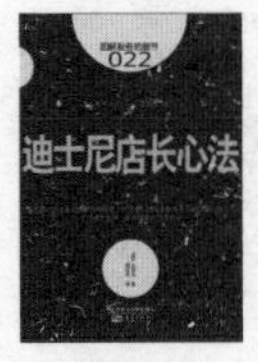

《医患纠纷解决术》：日本医疗服务第一指导书，医院管理层、医疗一线人员必读书！ 医护专业入职必备！

定价：38.00 元

《迪士尼店长心法》：让迪士尼主题乐园里的餐饮店、零售店、酒店的服务成为公认第一的，不是硬件设施，而是店长的思维方式。

定价：28.00 元

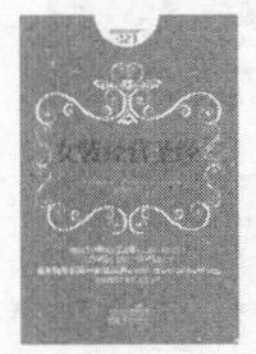

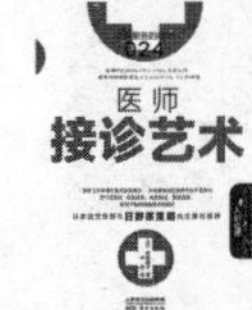

《女装经营圣经》：上市一周就登上日本亚马逊畅销榜的女装成功经营学，中文版本终于面世！

定价：36.00 元

《医师接诊艺术》：2 秒速读患者表情，快速建立新赖关系！ 日本国宝级医生日野原重明先生重磅推荐！

定价：36.00 元

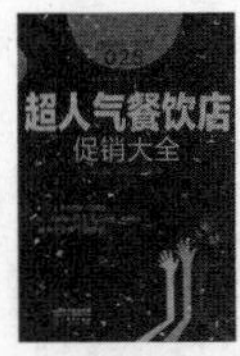

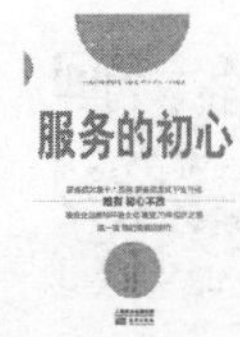

《超人气餐饮店促销大全》：图解型最完全实战型促销书，200 个历经检验的餐饮店促销成功案例，全方位深挖能让顾客进店的每一个突破点！

定价：46.80 元

《服务的初心》：服务的对象十人百样，服务的方式千变万化，唯有，初心不改！

定价：39.80 元

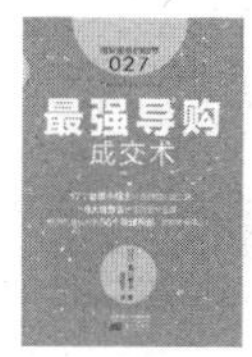

《最强导购成交术》：解决导购员最头疼的 55 个问题，快速提升成交率！

定价：36.00 元

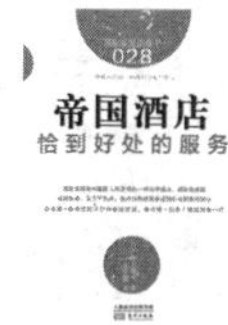

《帝国酒店——恰到好处的服务》：日本第一国宾馆的 5 秒钟魅力神话，据说每一位客人都想再来一次！

定价：33.00 元

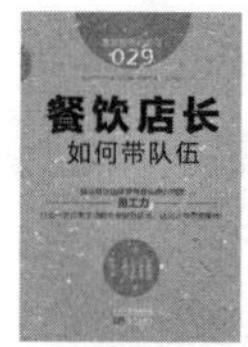

《餐饮店长如何带队伍》：解决餐饮店长头疼的问题——员工力！ 让团队帮你去赚钱！

定价：36.00 元

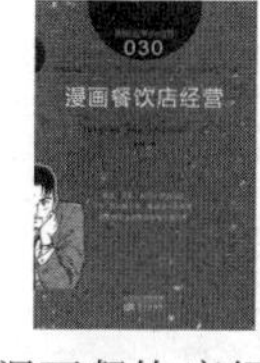

《漫画餐饮店经营》：老板、店长、厨师必须直面的 25 个营业额下降、顾客流失的场景

定价：36.00 元

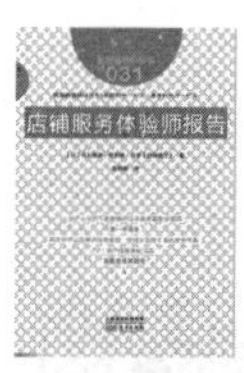

《店铺服务体验师报告》：揭发你习以为常的待客漏洞 深挖你见怪不怪的服务死角 50 个客户极致体验法则

定价：38.00 元

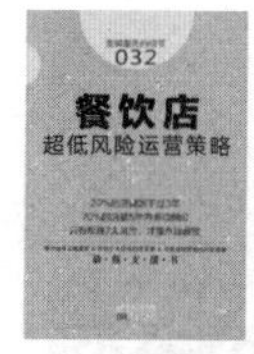

《餐饮店超低风险运营策略》：致餐饮业有志创业者 & 计划扩大规模的经营者 & 与低迷经营苦战的管理者的最强支援书

定价：42.00 元

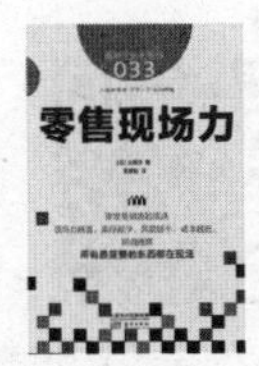

《零售现场力》：全世界销售额第一名的三越伊势丹董事长经营思想之集大成，不仅仅是零售业，对整个服务业来说，现场力都是第一要素。

定价：38.00 元

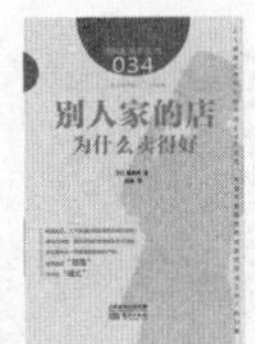

《别人家的店为什么卖得好》：畅销商品、人气旺铺的销售秘密到底在哪里？ 到底应该怎么学？ 人人都能玩得转的超简明 MBA

定价：38.00 元

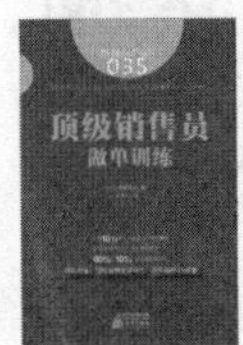

《顶级销售员做单训练》：世界超级销售员亲述做单心得，亲手培养出数千名优秀销售员！ 日文原版自出版后每月加印 3 次，销售人员做单必备。

定价：38.00 元

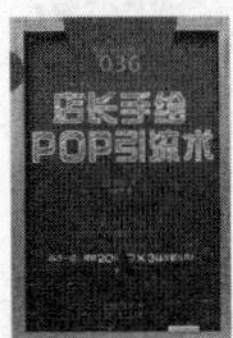

《店长手绘 POP 引流术》：专治“顾客门前走，就是不进门“，让你顾客盈门、营业额不断上涨的 POP 引流术！

定价：39.80 元

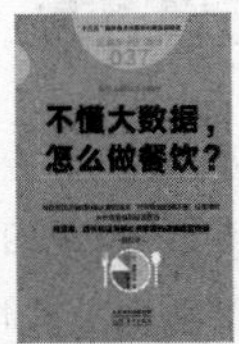

《不懂大数据，怎么做餐饮？》：餐饮店倒闭的最大原因就是“讨厌数据的糊涂账”经营模式。

定价：38.00 元

《零售店长就该这么干》：电商时代的实体店长自我变革。

定价：38.00 元

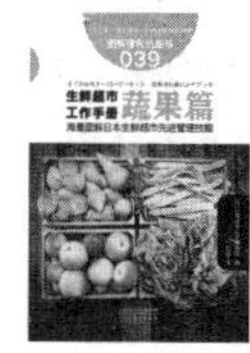

《生鲜超市工作手册蔬果篇》：海量图解日本生鲜超市先进管理技能

定价：38.00 元

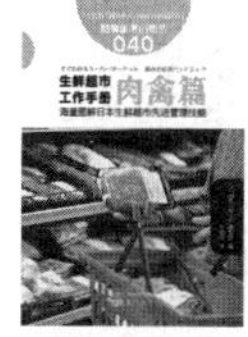

《生鲜超市工作手册肉禽篇》：海量图解日本生鲜超市先进管理技能

定价：38.00 元

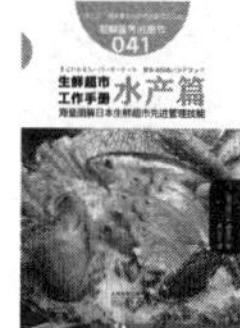

《生鲜超市工作手册水产篇》：海量图解日本生鲜超市先进管理技能

定价：38.00 元

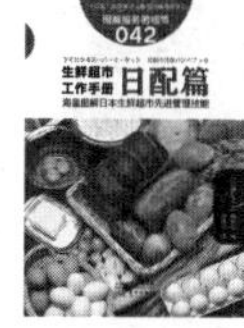

《生鲜超市工作手册日配篇》：海量图解日本生鲜超市先进管理技能

定价：38.00 元

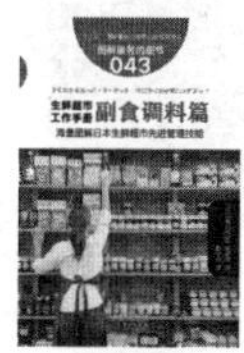

《生鲜超市工作手册副食调料篇》：海量图解日本生鲜超市先进管理技能

定价：48.00 元

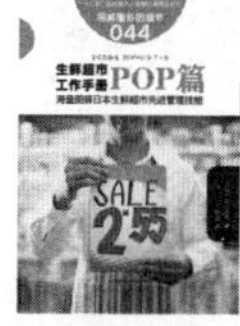

《生鲜超市工作手册 POP 篇》：海量图解日本生鲜超市先进管理技能

定价：38.00 元

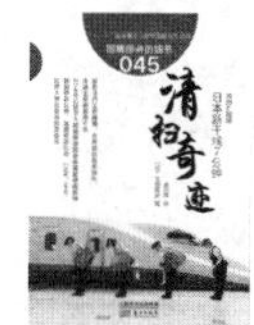

《日本新干线 7 分钟清扫奇迹》：我们的商品不是清扫，而是“旅途的回忆”

定价：39.80 元

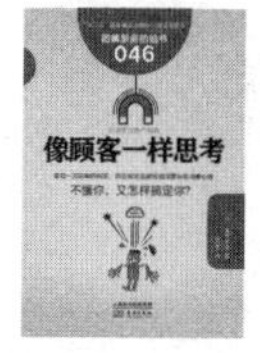

《像顾客一样思考》：不懂你，又怎样搞定你？

定价：38.00 元

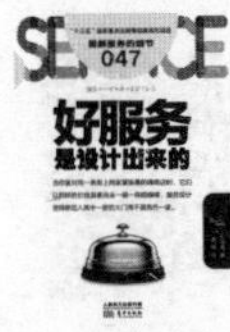

《好服务是设计出来的》：设计，是对服务的思考

定价：38.00 元

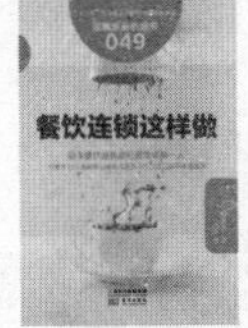

《餐饮连锁这样做》：日本餐饮连锁店经营指导第一人

定价：39.00 元

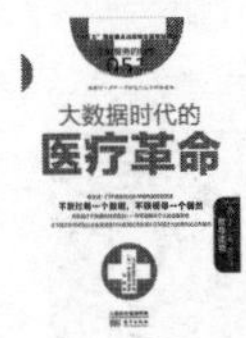

《大数据时代的医疗革命》：不放过每一个数据，不轻视每一个偶然

定价：38.00 元

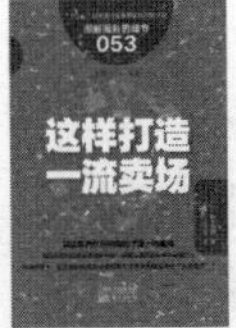

《这样打造一流卖场》：能让顾客快乐购物的才是一流卖场

定价：38.00 元

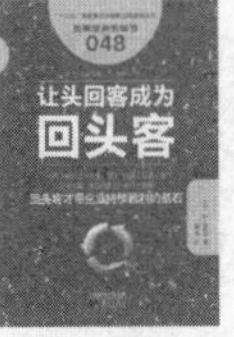

《让头回客成为回头客》：回头客才是企业持续盈利的基石

定价：38.00 元

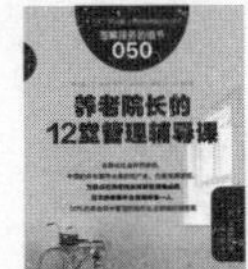

《养老院长的 12 堂管理辅导课》：90%的养老院长管理烦恼在这里都能找到答案

定价：39.80 元

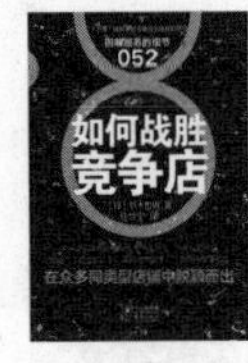

《如何战胜竞争店》：在众多同类型店铺中脱颖而出

定价：38.00 元

《店长促销烦恼急救箱》：经营者、店长、店员都必读的“经营学问书”

定价：38.00 元

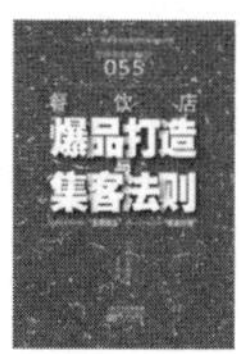

《餐饮店爆品打造与集客法则》：迅速提高营业额的“五感菜品”与“集客步骤”

定价：58.00 元

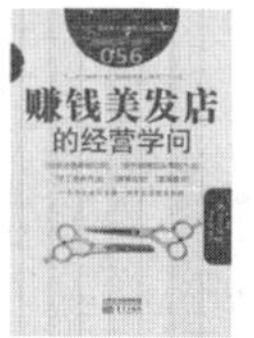

《赚钱美发店的经营学问》：一本书全方位掌握一流美发店经营知识

定价：52.00 元

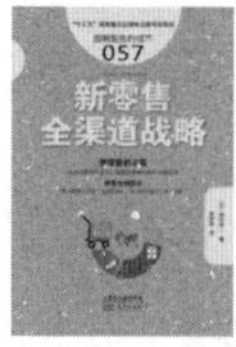

《新零售全渠道战略》：让顾客认识到“这家店真好，可以随时随地下单、取货”

定价：48.00 元

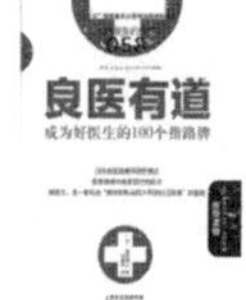

《良医有道：成为好医生的 100 个指路牌》：做医生，走经由“救治和帮助别人而使自己圆满”的道路

定价：58.00 元

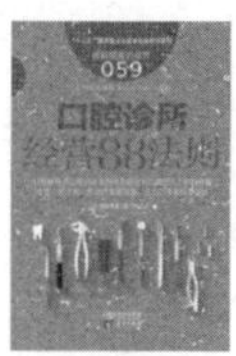

《口腔诊所经营 88 法则》：引领数百家口腔诊所走向成功的日本口腔经营之神的策略

定价：45.00 元

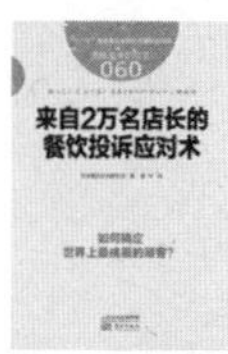

《来自 2 万名店长的餐饮投诉应对术》：如何搞定世界上最挑剔的顾客

定价：48.00 元

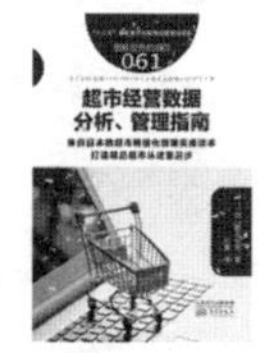

《超市经营数据分析、管理指南》：来自日本的超市精细化管理实操读本

定价：60.00 元

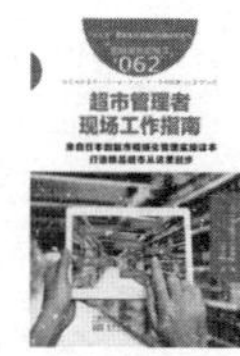

《超市管理者现场工作指南》：来自日本的超市精细化管理实操读本

定价：60.00 元

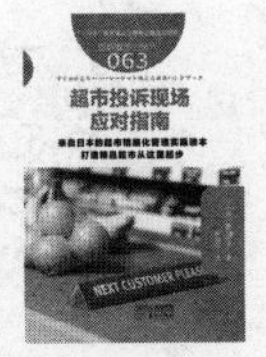

《超市投诉现场应对指南》： 来自日本的超市精细化管理实操读本
定价： 60.00 元

更多本系列精品图书，敬请期待！

图字：01-2016-0861 号

图书在版编目（CIP）数据

良医有道：成为好医生的100个指路牌 /（日）西野德之 著；余湘萍 译. — 北京：东方出版社，2017.3
（服务的细节；58）
ISBN 978-7-5060-9565-5

Ⅰ.①良… Ⅱ.①西… ②余… Ⅲ.①医务道德 Ⅳ.①R192

中国版本图书馆CIP数据核字（2017）第060656号

服务的细节058：良医有道——成为好医生的100个指路牌
（FUWU DE XIJIE 058: LIANGYI YOUDAO——CHENGWEI HAOYISHENG DE 100 GE ZHILUPAI）

作　　者：［日］西野德之
译　　者：余湘萍
责任编辑：崔雁行　吕媛媛
出　　版：东方出版社
发　　行：人民东方出版传媒有限公司
地　　址：北京市东城区东四十条113号
邮　　编：100007
印　　刷：鸿博昊天科技有限公司
版　　次：2017年8月第1版
印　　次：2018年6月第2次印刷
开　　本：880毫米×1230毫米 1/32
印　　张：11.75
字　　数：215千字
书　　号：ISBN 978-7-5060-9565-5
定　　价：58.00元
发行电话：（010）85924663　85924644　85924641

如有印装质量问题，我社负责调换，请拨打电话：（010）85924602　85924603